JULIANE RICHTER

Gut leben mit NEURODERMITIS

Ganzheitlich, erprobt, wirksam – die besten Maßnahmen für ein beschwerdefreies Leben

Das Selbsthilfeprogramm für Kinder und Erwachsene

humboldt

VORWORT

Liebe Leserinnen, liebe Leser,

in meinem ersten Lebensjahr erkrankte ich an einer schweren Form der Neurodermitis und weiß daher, was es bedeutet, mit einer Hautkrankheit und den damit verbundenen Einschränkungen zu leben. Es gab Zeiten, in denen der Zustand meiner Haut so schlecht war, dass ich über lange Phasen viele offene Stellen hatte und unter starken Ein- und Durchschlafstörungen litt. Das ist zum Glück vorbei. Ich bin seit rund zehn Jahren beschwerdefrei und benötige keine Medikamente. Meine Neurodermitis sehe ich mittlerweile auch nicht mehr als Last – im Gegenteil, ich bin dankbar, dass ich durch sie gelernt habe, verantwortungsvoll mit meinem Körper umzugehen.

Ich arbeite in der Kosmetik- und Nahrungsergänzungsmittelbranche und habe zusammen mit einem Team aus Wissenschaftlern eine Vielzahl an Gesundheits- und Hautpflegeprodukten entwickelt. Dabei eignete ich mir ein umfangreiches Wissen in den Bereichen der Hautpflege und Ernährung an, das es mir ermöglicht, bewusst Entscheidungen zu treffen, die meiner Hautgesundheit zuträglich sind.

Ärzte empfehlen zur Behandlung von Neurodermitis Lichttherapien, Auslassdiäten, juckreizstillende Medikamente oder die Anwendung von entzündungshemmendem Kortison. Viele dieser Behandlungsweisen haben Nebenwirkungen und eignen sich nicht für eine langfristige Anwendung. Doch es geht auch anders!

Ich zeige Ihnen in diesem Ratgeber wirkungsvolle Möglichkeiten auf, die Sie auf Ihrem Weg zu einer dauerhaften Beschwerdefreiheit unterstützen. Mein Ansatz basiert auf einem ganzheitlichen Konzept vorsorglich schützender Maßnahmen, die Entzündungen mindern, den natürlichen Hautstoffwechsel unterstützen und wiederkehrende Neurodermitisschübe deutlich reduzieren bzw. unterbinden. Diese Maßnahmen sind nach meiner Erfahrung nicht nur äußerst wirksam für die Verbesserung des Hautzustandes. Sie fördern zudem die Leistungsfähigkeit und unterstützen die Allgemeingesundheit: Betroffene fühlen sich damit nicht nur wohler in ihrer Haut, sondern gewinnen auch an Lebensqualität.

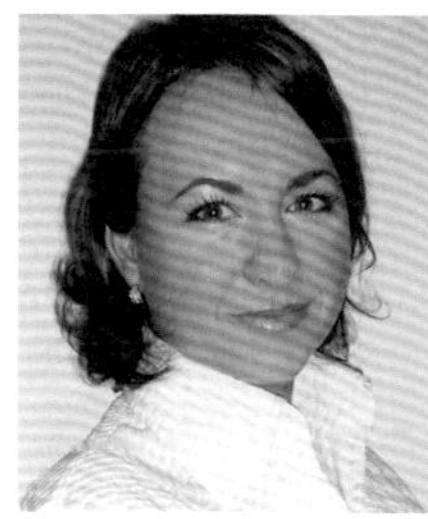

Ich wünsche mir, Sie mit diesem Buch zu informieren und zu inspirieren, sodass Sie bewusst Entscheidungen treffen können, die Ihre Hautgesundheit fördern. Ich freue mich, dass ich Sie auf Ihrem Weg zu einer gesunden und schönen Haut begleiten darf.

Ihre

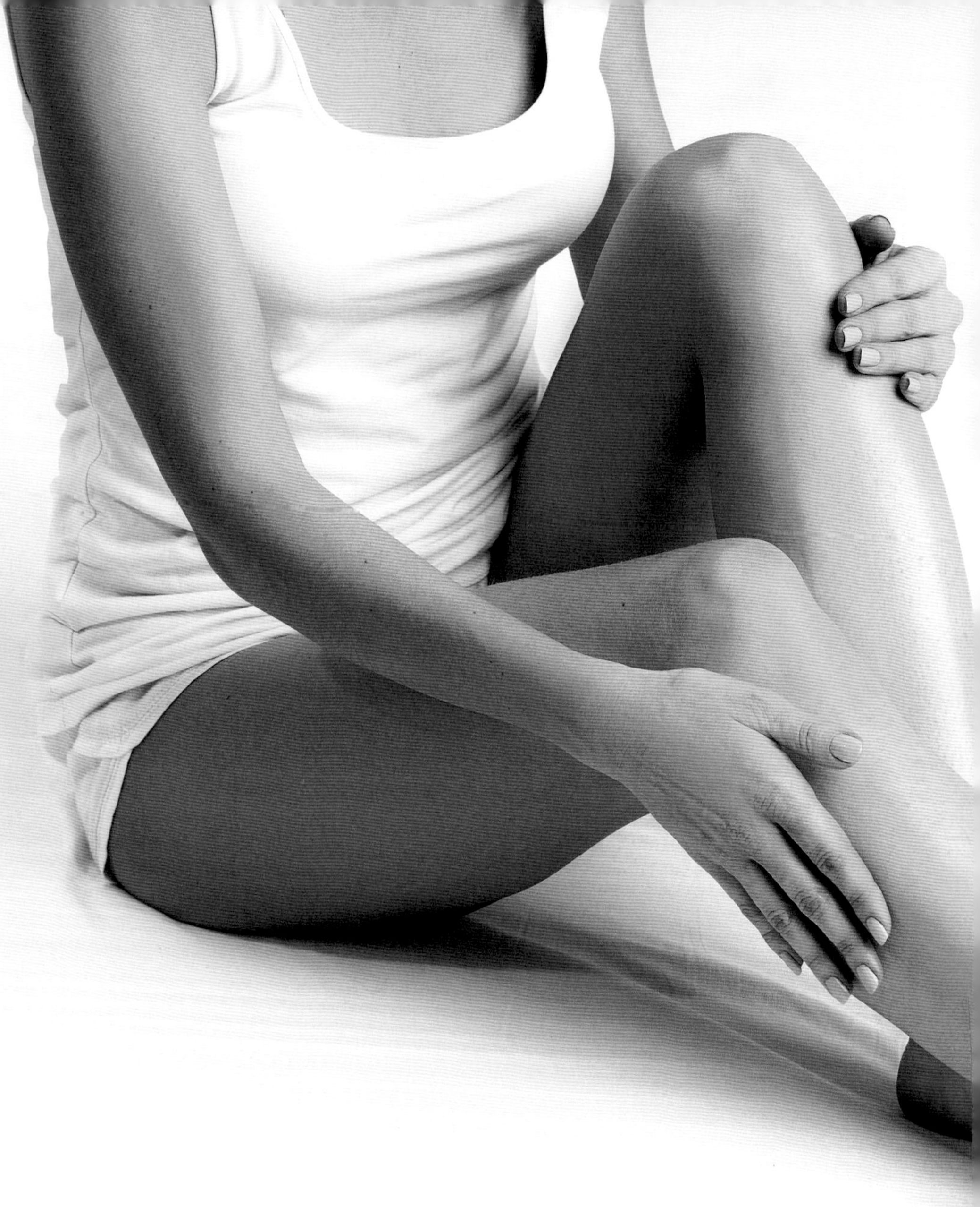

NEURODERMITIS – DAS SOLLTEN SIE WISSEN

In diesem Kapitel lernen Sie Funktion und Aufbau der Haut kennen und erhalten Informationen darüber, was Neurodermitis ist, wie sie entsteht und welche Behandlungsmöglichkeiten Ihr Arzt hat. Hier teile ich auch meine persönliche Geschichte mit Ihnen.

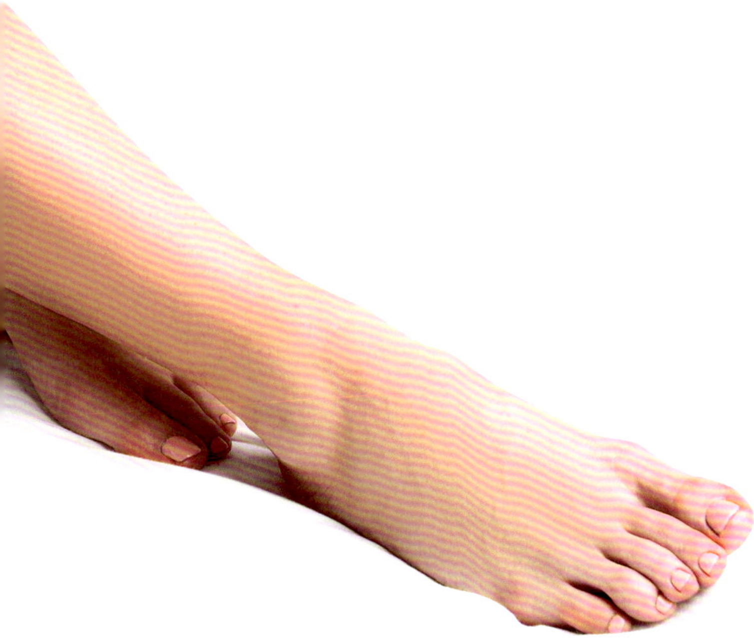

Aufbau und Funktion unserer Haut

Die Haut ist als multifunktionelles Organ wichtig für unsere Gesundheit.

Die Haut ist mit fast zwei Quadratmetern unser flächenmäßig größtes Organ. Eine gesunde Haut ist nicht nur ein wesentliches Schönheitsmerkmal, sondern erfüllt auch viele wichtige Funktionen. Beispielsweise bildet sie eine Barriere gegen das Eindringen krankheitserregender Substanzen wie Bakterien, Viren und Schmutz. Zudem schützt sie uns vor Austrocknung, schädlichen UV-Strahlen und Verletzungen. Sie reguliert die Körpertemperatur – durch Schwitzen oder eine Gänsehaut bei Kälte –, ist am Flüssigkeitshaushalt beteiligt und dient als Sinnesorgan. Mit ihrer Hilfe können wir Berührungen sowie Schmerz wahrnehmen oder uns einfach nur wohl in ihr fühlen. Unter Einfluss von Sonnenlicht wird das für uns lebenswichtige Vitamin D in der Haut gebildet. Es ist bedeutend für gesunde Knochen und Zähne und unterstützt unser Immunsystem bei der Abwehr von Infektionen. Vitamin D trägt somit erheblich zu unserer Gesundheit bei (siehe Seite 95).

Um all das leisten zu können, besteht unsere gesamte Haut aus drei Hauptschichten, die ganz unterschiedliche Funktionen übernehmen: die Oberhaut (Epidermis), die Lederhaut (Dermis) und die Unterhaut (Subkutis).

Äußere Hautschicht: die Oberhaut

Die Oberhaut ist durchschnittlich 0,05 Millimeter dick und setzt sich aus mehreren Schichten zusammen. Der für uns sichtbare Teil ist die Hornschicht, die aus hornbildenden Zellen (Keratinozyten) besteht und durch spezielle Hautfette zusammengehalten wird. Diese Zellen entwickeln sich in der tiefsten Schicht der Oberhaut, der Keimschicht, wandern etwa alle 28 Tage nach oben und werden als verhornte Hautschüppchen abgestoßen. Je stabiler und dichter die Hornschicht, desto widerstandsfähiger ist die Hautbarriere und umso gesünder ist auch unsere Haut.

In der Oberhaut befinden sich außerdem sogenannte Melanozyten, die das Hormon Melatonin bilden, das zur Hautfarbe beiträgt und dem UV-Schutz dient. Zellen für die Immunabwehr, wie die Langerhans-Zellen sowie T-Lymphozyten, haben ebenfalls einen Platz in der Oberhaut. Sie können Krankheitserreger unschädlich machen und bei erneuten Infektionen wiedererkennen.

Die Oberhaut bildet eine Schutzbarriere nach außen.

Eine weitere wichtige Zellgruppe dieser Hautschicht sind die Merkel-Zellen, die als hauteigene Nervenzellen fungieren und für unsere Tastempfindungen verantwortlich sind. Sie sorgen dafür, dass jede Berührung über das Rückenmark an das Gehirn weitergeleitet wird.

Der Aufbau unserer Haut.

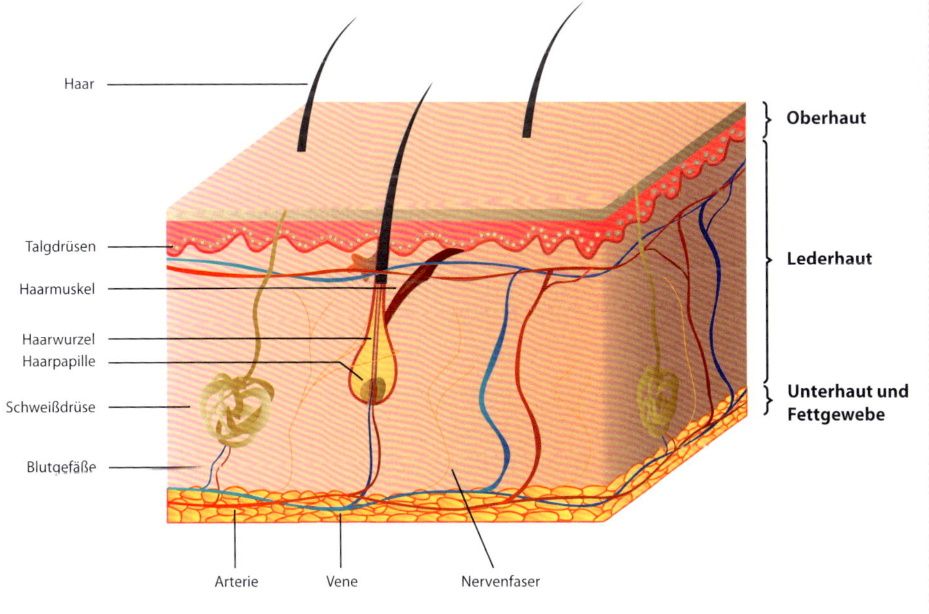

Zweite Hautschicht: die Lederhaut

Die zweite Hautschicht besteht hauptsächlich aus Bindegewebe.

Die zweite Hautschicht besteht hauptsächlich aus Bindegewebe, in erster Linie aus Kollagen, dem häufigsten Eiweiß in unserem Körper, das der Haut Struktur und Festigkeit verleiht. Auch Elastin, das für die Spannkraft sorgt, gehört zu den Bindegewebsfasern. Dazwischen befindet sich u. a. Hyaluronsäure. Sie hat ein hohes Wasserbindungsvermögen und ist damit wichtig für den Feuchtigkeitsgehalt der Haut und die Stabilisierung von kollagenen und elastinen Fasern.

Darüber hinaus befinden sich Talg- und Schweißdrüsen, Haarfollikel, Nervenfasern sowie Blut- und Lymphgefäße in dieser mittleren Hautschicht.

Dritte Hautschicht: die Unterhaut

Die dritte Hautschicht besteht hauptsächlich aus lockerem Bindegewebe und Fettzellen, die der Polsterung und Wärmeisolierung des Körpers dienen. Sie grenzt unmittelbar an die Bindegewebshüllen von Muskeln, Organen und Knochen an. Und auch hier finden sich Blutgefäße, Nervenzellen zur Reizwahrnehmung, Schweiß- und Talgdrüsen und die Haarwurzeln.

Ursachen für Neurodermitis

Ist die Haut gesund, zeichnet sie sich durch ein glattes, geschmeidiges und ausgeglichenes Hautbild aus. Kommt es jedoch zu Beeinträchtigungen innerhalb der Hautschichten, werden das Erscheinungsbild und die Hautfunktionen in Mitleidenschaft gezogen. Eine mögliche Folge sind Ausschläge – oder Hauterkrankungen wie Neurodermitis.

Neurodermitis ist eine nicht ansteckende, chronisch-entzündliche Hauterkrankung, die überwiegend im Säuglings- und Kindesalter ausbricht. Bei vielen Betroffenen verbessert sich die

Erkrankung bis zur Pubertät und geht manchmal sogar ganz zurück.

Seit einigen Jahrzehnten erkranken immer mehr Menschen an Neurodermitis. Mit bis zu fünf Millionen Betroffenen gehört Neurodermitis auch hierzulande zu den häufigsten Hautkrankheiten. Grund dafür ist zum einen, dass die Krankheit inzwischen recht bekannt ist und Eltern heute entsprechend sensibel auf Symptome bei ihren Kindern reagieren. Aber auch unser moderner Lebensstil und äußere Faktoren wie eine übertriebene Hygiene und veränderte Umweltbedingungen können die Entstehung einer Neurodermitis begünstigen.

Neurodermitiserkrankungen haben in den letzten Jahrzehnten zugenommen.

Der Begriff Neurodermitis stammt übrigens aus einer Zeit, in der man fälschlicherweise annahm, die Hauterkrankung basiere auf einer nervlich bedingten Entzündung (Neuro = Nerven, Dermatitis = Hautentzündung). In der Fachliteratur wird heute daher der Begriff „atopische Dermatitis“ bevorzugt. Er setzt sich zusammen aus Atopie (= anlagebedingte Bereitschaft, auf bestimmte äußere Substanzen ohne klar ersichtlichen Grund überempfindlich zu reagieren, siehe unten) und Dermatitis.

Typisch für eine Neurodermitis sind schubweise gerötete Haut, Schuppenbildung oder auch Pusteln, die sich entzünden und nässen können. Diese Symptome treten für gewöhnlich in Verbindung mit einem starken Juckreiz auf. Da dieser häufig nachts besonders intensiv ist, leiden Betroffene oft an Schlafstörungen, die langfristig zu weiteren Beeinträchtigungen der Lebensqualität führen können.

Viele Erkrankte befinden sich in einem wahren Teufelskreis, denn Kratzen und die damit verbundenen Schmerzen werden oftmals als Erlösung angesehen. Es kommt nicht selten zu einem Wundkratzen, bis die Haut blutet und die ohnehin geschädigte Hautbarriere durch offene Stellen weiter in Mitleidenschaft gezogen wird. In die aufgekratzte Haut können Bakterien, Viren und Pilze leichter eindringen und Entzündungen verursachen.

Charakteristisch für Neurodermitis ist auch der schubartige Verlauf. Das heißt, auf akute Phasen mit starken Beschwerden folgen symptomfreie Perioden. Wie lange einzelne Schübe dauern und wie oft sie auftreten, ist sehr unterschiedlich. Zwischen den Schüben heilen die Wunden in der Regel ab, und die Haut kann sogar nahezu gesund erscheinen. Die zugrunde liegenden Entzündungsherde bestehen aber in der mittleren Hautschicht oftmals weiter. Sie können jederzeit wieder ausbrechen.

Im Kindesalter gehören Gesicht, Kopfhaut, Hände, Arme und Beine zu den am häufigsten betroffenen Körperstellen, bei Jugendlichen und Erwachsenen hingegen sind Ekzeme an Händen, Füßen, Arm- und Kniebeugen, Hals und Augenlidern typisch.

Bei Neurodermitis ist die Barrierefunktion der Haut gestört.

Auch wenn noch nicht alle Ursachen für eine Neurodermitis entschlüsselt wurden, so weiß man heute doch, dass es sich um ein Zusammenspiel verschiedener Faktoren handelt.

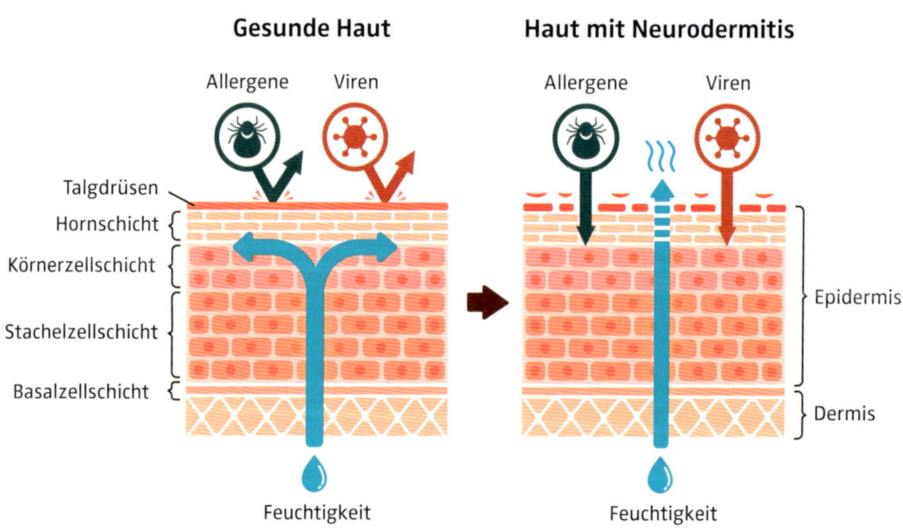

Genetische Veranlagung

Häufig sind mehrere Familienmitglieder an Neurodermitis erkrankt. Und tatsächlich spielt die genetische Veranlagung eine große Rolle. Genau genommen handelt es sich dabei zum einen um eine genetische Veranlagung für Überempfindlichkeitsreaktionen des Immunsystems, die auch als Atopie bezeichnet wird. Unser Immunsystem ist für die Abwehr von körperschädigenden Substanzen, z. B. Krankheitserregern, zuständig. Es kann körperfremde Stoffe, die über Haut, Schleimhäute, Mund und Atemwege in den Körper gelangt sind, erkennen und startet ggf. eine Abwehrreaktion. In manchen Fällen reagiert es allerdings übertrieben heftig auf harmlose Substanzen wie Pollen, Tierhaare oder Bestandteile in Nahrungsmitteln. Die Abwehrmaßnahmen lösen Entzündungsreaktionen aus, die zu den juckenden Hautekzemen der Neurodermitis oder anderen Symptomen einer Allergie führen.

Die Tendenz zu Überempfindlichkeitsreaktionen wird als Atopie bezeichnet.

Zum anderen ist auch die Veranlagung zu trockener, empfindlicher Haut und einer erhöhten Neigung zu Ekzemen genetisch bedingt. Das hängt mit einer gestörten Barrierefunktion der Haut zusammen. Als äußerste Hülle unseres Körpers hat die Haut die Aufgabe, unseren Körper vor dem Eindringen schädlicher Fremdstoffe, z. B. krankheitserregender Keime, schädlicher Substanzen aus der Umwelt und Allergenen, zu schützen. Außerdem verhindert die Haut einen übermäßigen Verlust an Feuchtigkeit und damit ein Austrocknen des Körpers – sie bildet also eine Barriere. Diese Hautbarriere wird im Wesentlichen von der äußersten Hautschicht, der Hornschicht, gebildet. Bei Menschen mit Neurodermitis ist der Aufbau dieser Hautschicht so verändert, dass sie ihre Schutzfunktion nicht mehr optimal erfüllen kann. Sie ist daher trocken und sehr empfindlich, ihr fehlen Feuchthaltefaktoren und Hautfette.

Äußere Faktoren

Neben der erblich bedingten Neigung, Neurodermitis zu entwickeln, gibt es verschiedene äußere Faktoren, sogenannte Trigger- oder Provokationsfaktoren, die Einfluss auf die Entstehung und den Verlauf der Neurodermitis haben und Ekzeme auslösen können. Wie stark die Auswirkungen sind, ist von Patient zu Patient verschieden. Häufig lässt sich auch nicht nur *ein* Auslöser erkennen, vielmehr ist es ein Zusammenspiel mehrerer Faktoren.

Lebensstilfaktoren wie Stress und Umwelteinflüsse können Schübe auslösen.

Diese meist ganz harmlosen Provokationsfaktoren werden durch das übersensible Abwehrsystem des Körpers als Schädlinge interpretiert. So kann es passieren, dass beispielsweise Pollen, Schimmelpilze, Tierhaare, Hausstaubmilben oder bestimmte Nahrungsmittel, die vielen Menschen keinerlei Beschwerden bereiten, eine allergische Reaktion oder einen Schub auslösen.

Wissenschaftlichen Untersuchungen ergaben, dass bei solchen Überreaktionen unverhältnismäßig viel von dem Antikörper (= körpereigene Proteine, die Schutzstoffe darstellen) Immunglobulin E (IgE) produziert wird, der vor allem bei allergischen Reaktionen eine Rolle spielt. In der Folge schüttet unser Körper vermehrt Histamine aus, das sind Gewebshormone, die als Botenstoffe im Körper, aber auch in vielen Lebensmitteln vorkommen. Dies führt dann zu den beschriebenen Rötungen und Entzündungen und zum starken Juckreiz.

Aufgrund der sehr individuellen Reaktionen, die Betroffene haben können, kann leider keine einheitliche Empfehlung zur Meidung bestimmter Provokationsfaktoren gegeben werden. Entscheidend ist daher, dass Sie Ihre eigenen potenziellen Auslöser erkennen und darauf überprüfen, ob der Kontakt zu ihnen wiederkehrende Schübe oder allergische Reaktionen auslöst.

Zu den wichtigsten Provokationsfaktoren, die in Verdacht stehen, Krankheitsschübe auszulösen, zählen laut der Deutschen Haut- und Allergiehilfe e. V. die folgenden:

Allergene: Viele Neurodermitispatienten haben gleichzeitig auch eine Allergie, und der Kontakt mit den Allergenen kann einen Schub auslösen. Häufige Nahrungsmittelallergene für Kinder sind Kuhmilch- und Hühnereiweiß, Soja, Weizen, Haselnuss, Erdnuss und Fisch. Bei Erwachsenen spielen vor allem pollenassoziierte Nahrungsmittelallergene wie bestimmte Obst- und Gemüsesorten sowie Nüsse eine Rolle. Darüber hinaus sind Pollen, Hausstaubmilben, Tierhaare und Schimmelpilze typische Auslöser.

Bei Verdacht auf zusätzliche Allergien

Allergien können Neurodermitis verschlimmern. Damit Sie jedoch nicht voreilig auf wichtige Lebensmittel verzichten, sollten Sie einen Verdacht auf Lebensmittelallergie ärztlich abklären lassen. Speziell bei Kindern, die sich noch im Wachstum befinden, sollten vollwertige, nährstoffreiche Lebensmittel nur vom Speiseplan entfernt werden, wenn sich solch ein Verdacht bestätigt hat.

Es kann insbesondere bei Kleinkindern sogar sein, dass die betreffenden Lebensmittel nach einer gewissen Auslasszeit wieder vertragen werden. In Zusammenarbeit mit dem behandelnden Arzt sollte daher die Testung nach ein bis zwei Jahren wiederholt werden. Gerade im Kindesalter kann sich eine Allergie auch wieder „auswachsen", Toleranzentwicklung nennen es die Fachleute. Grundsätzlich gilt: Bei schweren Allergien sollten Sie keine Selbstversuche unternehmen.

Nahrungsmittelallergien können sich bei Kleinkindern von selbst wieder zurückbilden.

Für Krankheitsschübe können auch Kreuzallergien verantwortlich sein. Zu vielen Pollenarten gibt es Nahrungsmittel mit ähnlicher Struktur, die Pollenallergiker oft nicht vertragen und auf die sie mit entsprechenden Symptomen im Mund- und Rachenraum sowie im Verdauungstrakt reagieren. Diese Kreuzallergien führen bei Menschen mit Neurodermitis häufig auch zu einer Verschlechterung des Hautbildes. Zum Beispiel reagieren Birkenpollen-Allergiker oft mit Symptomen gegen Haselnüsse, Mandeln, Äpfel, Birnen, Aprikosen, Brombeeren, Erdbeeren, Himbeeren, Litschis, Kirschen, Kiwis, Pfirsiche, Quitten oder Zwetschgen.

Trockene Haut durch mangelnde oder falsche Pflege: Neurodermitiskranke Haut braucht viel Pflege. Wird sie nicht regelmäßig mit Fett und Feuchtigkeit versorgt, trocknet sie noch stärker aus. Übermäßige Reinigung in Form von langen Bädern oder heißem Duschen fördert ebenfalls die Hauttrockenheit und belastet die Barriereschicht zusätzlich.

Reizungen durch Kleidung: Wollfasern, die auf der Haut kratzen, und enge Kleidung oder luftundurchlässige Materialien, die zu einem Wärmestau führen, können die Haut strapazieren und den Juckreiz verstärken.

Aktives und passives Rauchen kann Neurodermitisschübe auslösen oder verstärken.

Klima und Jahreszeit haben Einfluss auf den Hautzustand. Extreme Temperaturen, geringe Luftfeuchtigkeit und trockene Heizungsluft können die Schutzbarriere schwächen und zur Verschlechterung der Neurodermitis führen.

Stress, auch positiver, wirkt sich auf das Immunsystem aus. In Belastungssituationen werden im Gehirn Botenstoffe ausgeschüttet, die zu verstärktem Juckreiz und einer Verschlechterung des Hautbildes beitragen können.

Hautinfektionen, ausgelöst durch Viren, Bakterien oder Pilze: Krankheitserreger schwächen das Immunsystem und können die Entzündungen der Haut erheblich verstärken. Besteht der Verdacht auf eine Infektion, muss immer ein Hautarzt aufgesucht werden, der eine spezielle Behandlung einleiten wird.

Starkes Schwitzen kann den Juckreiz verstärken.

Psychische Belastungen können die emotionale Verfassung enorm verschlechtern. Durch die für jeden sichtbare Erkrankung wird oftmals auch das Selbstbewusstsein in Mitleidenschaft gezogen. Das kann dazu führen, dass sich Betroffene immer mehr zurückziehen und soziale Kontakte meiden, was schließlich auch in Depressionen oder Angstzustände münden kann.

Aus meiner Erfahrung heraus möchte ich die folgenden Provokationsfaktoren ergänzen:

Zusatzstoffe in Lebensmitteln: Konservierungsmittel, Stabilisatoren, Emulgatoren, Farbstoffe, Aromastoffe, Geschmacksverstärker, Süßstoffe, Schwefeldioxide, Sulfite, Rückstände von Hormonen, Antibiotika, Insektizide, Fungizide oder Pestizide

Chemikalien und deren Ausdünstungen, z. B. aus Textilien, Möbeln, Teppichen

Medikamente wie Antibiotika und Schmerzmittel sowie **Alkohol**.

Eine gestörte mikrobielle Besiedlung der Haut

Es gibt noch einen weiteren interessanten Unterschied zwischen gesunder und neurodermitiskranker Haut. Unsere Haut ist mit einer Vielzahl unterschiedlicher Mikroorganismen besiedelt. Dieses sogenannte Hautmikrobiom trägt dazu bei, den Organismus vor fremden Keimen zu schützen. Untersuchungen zeigen, dass bei Patienten mit Neurodermitis die mikrobielle Besiedlung der Haut gestört ist: Die Vielfalt der Keime ist geringer, sodass sich bestimmte Bakterien besser durchsetzen und vermehren können. In Studien wurde beobachtet, dass sich insbesondere Staphylococcus-aureus-Bakterien, die fast überall in der Natur vorkommen können – und bei den meisten Menschen auch keine Krankheiten hervorrufen –, in einer ungewöhnlich hohen Anzahl auf der Hautoberfläche von Menschen mit Neurodermitis im akuten Schub befinden. Die Bakterien können sich explosionsartig vermehren, die Hautbarriere zusätzlich schädigen und weitere Entzündungsreaktionen verursachen. Diese fallen umso stärker aus, je höher die Bakterienanzahl ist.

Bei Patienten mit Neurodermitis ist die mikrobielle Besiedlung der Haut gestört.

Das hat zur Folge, dass sich nützliche Bakterien, die zusammen mit der Hautbarriere einen Schutzschild gegen Krankheitserreger bilden, reduzieren. Ähnlich wie die Bakterienvielfalt in unserem Darm sorgt eine ausgeglichene Bakterienflora auf der Haut für eine natürlich gestärkte Abwehr und reguliert den pH-Wert.

Mögliche Begleiterkrankungen

Neurodermitis zählt zu den drei Erkrankungen des atopischen Formenkreises, zu dem auch Heuschnupfen (allergische Rhinitis) und Asthma bronchiale gehören. Ihnen liegt eine sogenannte Typ-2-Entzündung zugrunde, bei der das Abwehrsystem aus dem Gleichgewicht geraten ist und überreagiert. Häufig treten diese Krankheiten gleichzeitig oder im Laufe des Lebens nacheinander auf.

Die Behandlung durch den Arzt

Um den Zustand Ihrer Haut zu verbessern und Schübe in ihrer Häufigkeit und Intensität zu reduzieren, stehen Ihrem Arzt verschiedene Therapiemöglichkeiten zur Verfügung. Zusätzliche gute Hilfestellungen erhalten Sie in speziellen Schulungen durch Kliniken, Universitäten, Krankenkassen oder Vereine. Hier lernen Sie, Beschwerden durch veränderte Verhaltensweisen im Alltag oder auch eine gezielte Hautpflege besser zu begegnen. Informationen hierzu finden Sie für die Eltern-, Kinder- und Jugendlichenschulung bei der Arbeitsgemeinschaft Neurodermitisschulung (AGNES) sowie bei der Arbeitsgemeinschaft Neurodermitisschulung für Erwachsene (ARNE).

Die nicht-medikamentöse Therapie

Es gibt zahlreiche nicht-medikamentöse Möglichkeiten, die bei Neurodermitis helfen.

Die Therapie bei Ihrem Arzt hat zum Ziel, Ihren Hautzustand zu verbessern und den Juckreiz zu lindern. Als Basistherapie wird er Ihnen eine kontinuierliche Pflege mit speziellen, für Neurodermitiker geeigneten **Pflegeprodukten und Ölen** empfehlen, die die defekte Schutzbarriere der Haut gezielt aufbauen. Ein regelmäßiges Eincremen (siehe Seite 99) und weitere Pflegerituale wie beispielsweise Basenbäder mindern die gesteigerte Trockenheit der Haut.

Bei Allergien, z. B. gegen Hausstaubmilben oder Pollen, die zu Schüben führen, kann eine Immuntherapie, auch **Hyposensibilisierung** oder Desensibilisierung genannt, die Beschwerden lindern. Dabei wird das entsprechende Allergen über einen längeren Zeitraum, der sich durchaus über drei Jahre erstrecken kann, regelmäßig verabreicht. Das Abwehrsystem des Körpers kann sich dadurch an den allergieauslösenden Stoff gewöhnen und regiert mit der Zeit nicht mehr über.

Kuraufenthalte am Meer oder in den Bergen stellen eine weitere Behandlungsmöglichkeit dar, da die Belastung mit Allergenen in diesen Regionen besonders gering ist und Schübe dementsprechend reduziert werden können. Das Immunsystem kann sich folglich erholen.

Eine weitere Methode ist die **UV-Lichttherapie**, bei der die Haut mit künstlichen Ultraviolettstrahlen einer bestimmten Wellenlänge bestrahlt wird. Diese haben einen antientzündlichen Effekt und können somit den Hautzustand kurzfristig verbessern. Die Verträglichkeit und Wirksamkeit solcher fototherapeutischer Verfahren ist individuell recht verschieden. Da UV-Strahlen die Hautzellen bekanntermaßen bei zu hoher Dosierung sogar schädigen können, wird mit der UV-Lichttherapie in der Regel nur bei Erwachsenen und auch nur zeitlich sehr begrenzt (maximal einmal jährlich) gearbeitet.

Zum Abbau von Stress werden Schulungsprogramme zum Erlernen von **Entspannungstechniken** angeboten. Damit können das Entzündungslevel gesenkt und der Juckreiz gelindert werden.

Einige Ärzte empfehlen das Führen eines **Neurodermitis-Tagebuchs**, in welchem Ernährung, äußere Einflüsse wie Wetter, Pollenflug, Kontakt mit Tieren sowie der damit verbundenen Beschwerdeverlauf dokumentiert werden. Diese Informationen helfen im Beratungsgespräch, die passende Therapie auszuwählen.

Die Arzneimittelbehandlungen

Ob eine antientzündliche Behandlung mit Medikamenten erfolgen sollte, beurteilt Ihr Arzt je nach Schweregrad der Neurodermitis. Zwei Mittel haben sich zur Reduktion von Entzündungen und Juckreiz in der Dermatologie bewährt: Glukokortikoide, das viele als Kortison kennen, und Calcineurin-Inhibitoren.

Kortison

Kortison unterdrückt die überschießende Reaktion des Immunsystems, lindert dadurch Entzündungen der Haut und der Juckreiz lässt nach. Bei den in der lokalen Behandlung eingesetzten Glukokortikoiden handelt es sich um synthetisch hergestellte Stoffe, die in ihrem chemischen Aufbau unserem körpereigenen Kortison gleichen. Sie können in Form von Cremes, Tabletten oder als Infusion verabreicht werden.

Bei vielen anderen Hautkrankheiten wie Rosazea, Akne oder Hautpilz kann Kortison zu Verschlimmerungen führen, weshalb im Vorfeld eine sorgfältige diagnostische Abklärung sehr wichtig ist. Zudem legt Ihr Arzt fest, welches Präparat zum Einsatz kommt, da es immerhin über 30 verschiedene Glukokortikoide unterschiedlicher Stärke gibt. Jeder Körperbereich reagiert anders auf das aufgetragene Kortison, die korrekte Anwendung spielt also eine große Rolle.

Kortison und Calcineurin-Inhibitoren sollten möglichst nicht langfristig angewendet werden.

Kortison eignet sich nicht für eine Langzeittherapie, da es im dauerhaften Gebrauch die Haut schädigen kann: Es besteht die Gefahr von Hautverdünnung (Glashaut), Haarwurzelentzündung, roten Äderchen bis hin zu Pigmentstörungen. Zudem kann die Hautbarriere weiter geschädigt werden, wodurch sich die Neurodermitis verschlimmern kann. Mit dem Abklingen der akuten Symptome sollte daher eine Anwendung in Zusammenarbeit mit dem Arzt wieder ausgeschlichen werden. Letztlich hängt das Ausmaß möglicher Nebenwirkungen stark vom Präparat, der Therapiedauer und Größe der behandelten Hautfläche ab.

Calcineurin-Inhibitoren

Um den Zustand der Haut über einen längeren Zeitraum zu stabilisieren, gibt es eine Alternative zur Kortisontherapie: die Calcineurin-Inhibitoren. Sie gehören zur Gruppe der immunsuppressiven Medikamente. Das heißt, sie hemmen die Aktivitäten des Immunsystems und verhindern dadurch die Entstehung von Entzündungen.

Calcineurin-Inhibitoren werden äußerlich in Form von Salben angewendet und dünnen – anders als die Glukokortikoide – die Haut nicht aus. Der Wirkstoff Cyclosporin hat sich z. B. als besonders wirksam erwiesen, ist bei längerer Anwendung aber ebenfalls nicht frei von möglichen Nebenwirkungen wie einem erhöhten Risiko für Nierenfunktionsstörungen und Bluthochdruck.

Meine Erfahrung mit Neurodermitis

Bevor ich Ihnen im zweiten Teil ein ganzheitliches Konzept vorstelle, mit dem ich mein Hautbild und meine Lebensqualität deutlich verbessern konnte, gebe ich Ihnen einen kurzen Einblick in meine persönliche Geschichte, die wahrscheinlich viele Parallelen zu der anderer Betroffener, vielleicht auch zu Ihren Erfahrungen aufweist.

Diagnose Neurodermitis als Säugling

Bereits als Säugling erkrankte ich an einer schweren Form der Neurodermitis. Zunächst zeigten sich Entzündungen mit offenen Stellen auf meinem Kopf und im Gesicht, und die Haut meines Körpers fühlte sich extrem trocken und schuppig an. Da in unserer Familie keine erbliche Veranlagung bekannt war, mussten meine Eltern den Umgang mit dieser Krankheit erlernen. Sie unternahmen damals alles Erdenkliche, um meinen Hautzustand zu verbessern und mir ein normales Leben zu ermöglichen. Auf Empfehlung des Kinderarztes badeten sie mich beispielsweise regelmäßig in Olivenöl, um meine extrem trockene Haut zu pflegen. Sie kauften rückfettende Seifen, unparfümierte Cremes und verwendeten beim Wäschewaschen keinen Weichspüler, um zusätzliche Reize, vor allem durch chemische Zusatzstoffe, weitestgehend zu vermeiden. Außerdem achteten sie auf einen geregelten Tagesablauf mit ausreichend Schlaf.

Sofort nach der Diagnose bereiteten sie meinen Babybrei nur noch aus frischen Zutaten selbst zu; es kamen keinerlei Fertigprodukte für Kleinkinder mehr zum Einsatz. Diese Maßnahmen zeigten dann auch relativ schnell ihre erhoffte Wirkung und ich konnte meine Kindheit größtenteils beschwerdefrei genießen.

Erneute Verschlechterung in der Jugend

Erst als Schulkind, als sich mein Tagesrhythmus und Umfeld änderten und erste Belastungen durch äußere Anforderungen und Erwartungen auf mich zukamen, traten wieder vermehrt Schübe auf. Besonders im Winter, wenn meine Haut durch Kälte und Heizungsluft trockener wurde, verstärkten sich die Ekzeme. Es gab immer wieder Phasen mit schweren Schüben, die sich vorrangig an dünnhäutigen Stellen im Gesicht, an den Armbeugen, Kniekehlen und Handgelenken zeigten. Mein damaliger Kinderarzt verschrieb für diese akuten Zustände kortisonhaltige Cremes.

Als ich nach dem Abitur mit 18 Jahren von zu Hause auszog, verschlechterte sich meine Haut wieder. Nun zeigten sich Entzündungen an Händen und Füßen. Mein Leben veränderte sich zu dieser Zeit schlagartig. Ich war viel unterwegs, hatte keinen geregelten Tagesablauf mehr. Kurze und unregelmäßige Schlafenszeiten waren normal geworden. Zudem ernährte ich mich schlecht, hauptsächlich mit verarbeiteten Produkten bzw. Fast Food. Gegen all das rebellierte meine Haut.

Äußere Einflüsse wie eine ungesunde Ernährung können sich auf den Hautzustand auswirken.

Ich versuchte es mit speziellen medizinischen Pflegecremes für Neurodermitis, die keine Linderung brachten. Im Gegenteil, meine Haut reagierte nun vermehrt mit Pustelbildung und Nässen. Die Entzündungen nahmen zu, und schlussendlich hatte ich chronisch offene Stellen an Händen und Füßen. Der Juckreiz wurde an Abenden und Nächten so schlimm, dass ich betroffene Stellen wund kratzte. Da keine meiner Maßnahmen zu einer Verbesserung führte, verband ich meine Füße über zwei Jahre lang, um die Läsionen zu schützen. Mein Arzt verschrieb mir Kortisonsalben, später auch Schlaftabletten, da ich durch den Juckreiz kaum noch zur Ruhe kam. Beides half nur kurzzeitig und war nicht nachhaltig. Zu diesem Zeitpunkt erkannte ich noch nicht, welche Bedeutung dem persönlichen Lebensstil, der Ernährung und weiteren Einflussfaktoren zukommt.

Geregelte Tagesabläufe als Lösung

Mit dem geregelten Leben gingen die Entzündungen zurück.

Erst als ich mit 22 Jahren ein geregelteres Leben führte und mich gesünder ernährte, verbesserte sich mein Hautzustand. Ich begann selbst zu kochen und aß mehr frisches Gemüse und Obst. Die Entzündungen an meinen Händen bildeten sich mit der Zeit fast vollständig zurück, lediglich an den Füßen hatte ich noch kleine Hautekzeme.

Einige Jahre hatte ich die Entzündungen ganz gut unter Kontrolle. Mittlerweile arbeitete ich im Marketing in der Kosmetikbranche und lernte viel über die Haut, ihre richtige Pflege und über die Inhaltsstoffe kosmetischer Produkte.

Mit Anfang 30, nach einem Jobwechsel und dem damit verbundenen Umzug in eine neue Stadt, begannen die Schübe erneut und meine Haut verschlechterte sich enorm. Da der Verlauf meiner Neurodermitis nun eine schwere Form annahm und ich wieder unter offenen, nässenden Hautstellen und starkem Juckreiz litt, beschäftigte ich mich erstmals sehr intensiv mit alternativen Möglichkeiten, um langfristig beschwerdefrei zu werden.

Auf meinem Speiseplan standen nun hauptsächlich frische, unverarbeitete Produkte, möglichst biologischer Herkunft. Ich strich Schweinefleisch und Wurstwaren vollständig aus meiner Ernährung, außerdem Produkte aus Dosen, Süßigkeiten, Chips und Softgetränke. Bereits nach wenigen Wochen gingen meine Entzündungen zurück und meine Haut verbesserte sich zusehends. Das motivierte mich, meine Ernährung dauerhaft zu verändern. Dazu integrierte ich gezielt besonders nährstoffreiche und entzündungshemmende Lebensmittel in meinen Speiseplan – mit dem Ergebnis, dass meine Haut geschmeidig und widerstandsfähiger wurde und keine neuen Entzündungen auftraten.

In der Folge kündigte ich meinen aufreibenden Job und suchte mir einen, der mir viel mehr Freude bereitete. In meiner Freizeit trieb ich Sport und entdeckte als Ausgleich zu den Anforderungen im Beruf Yoga für mich neu. Zudem gelang es mir, Zigaretten dauerhaft aus meinem Leben zu verbannen.

Wenn ich heute auf all diese Erlebnisse zurückblicke, weiß ich, dass die Ernährungsumstellung den größten Einfluss auf die Verbesserung meiner Neurodermitis hatte. Ich schlief wieder besser, wurde leistungsfähiger und hatte nach der Arbeit noch genug Power, zum Sport zu gehen. Meine Haut ist seit vielen Jahren in einem sehr guten Zustand und meine Lebensqualität hat sich enorm verbessert. Dafür bin ich unendlich dankbar. Dennoch ist mir bewusst, dass die Krankheit nicht heilbar ist. Insbesondere im Urlaub, wenn ich gezwungen bin, meine Essgewohnheiten zu ändern, merke ich, dass ich meiner Neurodermitis damit eine Gelegenheit gebe, erneut aufzuflammen. Doch heute weiß ich, was dann zu tun ist!

Zu den alternativen Heilmethoden gehört auch die Überprüfung des Lebensstils.

Meine Erfahrungen im erfolgreichen Umgang mit meiner Neurodermitis habe ich nun für Sie zusammengetragen. Vielleicht werden Sie sich bei dem ein oder anderen Punkt wiederfinden, neue Impulse für Ihr Alltagsleben bekommen und neugierig oder motiviert sein, den für Sie individuell richtigen Weg zu finden – für ein beschwerdefreies Leben mit Neurodermitis.

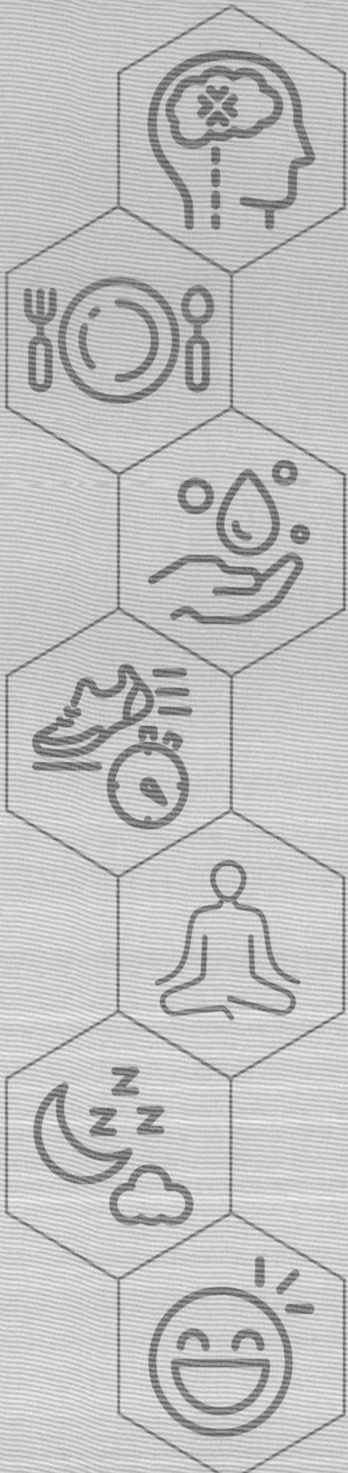

GUT LEBEN MIT NEURODERMITIS – DAS SELBSTHILFE-PROGRAMM

Viele verschiedene Bereiche des Lebens wirken auf unsere Haut, und wir können diese selbst nachhaltig beeinflussen, um das Krankheitsbild Neurodermitis positiv zu verändern. Eckpfeiler sind die Themen Bewusstseinsstärkung, Ernährung, Hautpflege, Bewegung, Entspannung, ein guter Schlaf sowie die Psyche.

Gute Gewohnheiten etablieren

Unser Alltag besteht aus vielen Gewohnheiten und wir treffen täglich – oftmals unbewusst – zahlreiche Entscheidungen in allen Lebensbereichen. Ob beruflich oder privat, jedes Verhalten kann in direkter Verbindung mit unserer Hautgesundheit stehen. Treiben wir regelmäßig Sport oder sitzen wir abends lieber vor dem Fernseher? Sorgen wir für eine gute Schlafqualität oder liegen wir mit Handy im Bett und bleiben viel zu lange wach? Geben wir unseren Kindern zum Trost Süßigkeiten oder spielen wir mit ihnen? Vielleicht vermuten wir es nicht auf den ersten Blick, aber diese vielen kleinen täglichen Entscheidungen bestimmen auch unsere Hautgesundheit. Körperliche Bewegung an der frischen Luft löst beispielsweise zahlreiche positive biochemische Prozesse in uns aus, die uns und unsere Haut gesund halten sowie der Psyche guttun. Und die richtige Ernährung kann Entzündungsprozesse im Körper reduzieren und den Hautaufbau fördern.

Dennoch fällt es uns oft schwer, unsere Lebensführung zu verändern, sogar dann, wenn die Lebensqualität durch eine Erkrankung wie Neurodermitis extrem eingeschränkt ist. Die Gründe dafür sind unterschiedlich. Häufig suchen wir bei Ausbruch eines Schubes zunächst nach schnellen Lösungen, die es uns erlauben, so weiterzumachen wie bisher. Das ist auch verständlich, denn die Herausforderungen in Alltag, Schule und Beruf werden bei den meisten in der Regel nicht weniger, sondern stetig mehr. Ändert man jedoch langfristig nichts an seinen Gewohnheiten, wird die eigentliche Ursache für die wiederkehrenden Entzündungen mit Juckreiz und offenen Hautstellen meist nicht behoben.

Viele Menschen wissen gar nicht, wie groß der Einfluss des Lebensstils auf den Verlauf ihrer Erkrankung ist. Oft unterschätzt wird beispielsweise die Heilkraft der Ernährung. Dabei kann ein Verzicht auf Süßigkeiten z. B. hilfreich sein, um die Hautentzündungen nicht weiter anzufeuern.

Möchten Sie Ihren Hautzustand nachhaltig verbessern, ist also ein erster wichtiger Schritt, grundsätzlich offen für Veränderungen zu sein. Ich bin davon überzeugt, dass jeder Betroffene es schaffen kann, seine Haut mit natürlichen Mitteln dauerhaft zu verbessern und – wie ich – sogar beschwerdefrei zu werden.

Jeder kann den Zustand seiner Haut auf natürliche Weise verbessern.

Äußere Einflüsse steuern unser Erbgut

Wie sehr sich äußere Einflüsse dabei auf unsere Gene auswirken, untersucht die Epigenetik.

Wir kommen zwar mit einem festen Set an Genen auf die Welt, diese können jedoch ein- bzw. ausgeschaltet werden. Zahlreiche Forschungsergebnisse zeigen, dass anhaltende Änderungen der Lebensumstände zu Veränderungen der Gene führen – Faktoren wie Ernährung, Alkohol, Tabak, sportliche Aktivität, Stress oder auch Umweltbelastungen wie Schadstoffe in der Luft oder im Wasser können in diese epigenetischen Mechanismen eingreifen.

Eine ausgewogene Ernährung mit nährstoffreichen und vollwertigen Lebensmitteln hat dabei einen positiven Einfluss auf die Genexpression (exprimere = ausdrücken) und somit die Gesundheit. Forscher der Harvard T. H. Chan School of Public Health führten dazu eine umfassende Analyse auf Basis von 120.000 Datensätzen aus. Sie untersuchten Angaben zu Ernährung, körperlicher Aktivität, Körpergewicht, Rauchen und Alkoholkonsum.

Es zeigte sich, dass gesunde Gewohnheiten sich in allen fünf Bereichen auszahlten: Die betreffenden Menschen lebten im Schnitt 13 Jahre länger. Menschen ohne gesunde Gewohnheiten starben hingegen häufiger vorzeitig an Krebs oder Herz-Kreislauf-Erkrankungen. Diese Erkenntnisse unterstützen die Annahme, dass durch eine konsequente Lebensführung mit einer gesunden, vollwertigen Ernährung, ausreichend Bewegung, Stressmanagement und erholsamem Schlaf, Krankheiten wie Neurodermitis abgewendet oder zumindest abgeschwächt werden können.

Stoffwechselorgane gesund halten

Stoffwechselorgane wie der Darm und die Leber beeinflussen unsere Gesundheit maßgeblich und können zur Minderung von Symptomen der Neurodermitis beitragen, denn sie übernehmen in unserem Körper zahlreiche Funktionen, die wiederum einen großen Einfluss auf das Hautbild haben.

Der Darm – unser Verdauungsorgan

Der menschliche Darm beherbergt sehr viele verschiedene Bakterien, Viren, Hefen und Protozoen. Der Lebensraum dieser Mikroorganismen ist das Mikrobiom. Inzwischen weiß man, dass in unserem Darm sogar mehr Bakterien leben als wir körpereigene Zellen haben! Der überwiegende Teil dieser unterschiedlichen Bakterien, die zusammen rund 1,5 bis zwei Kilo auf die Waage bringen, lebt in Harmonie mit unserem Körper.

Sind die Bakterien des Mikrobioms nicht im Gleichgewicht, wird das Immunsystem beeinträchtigt.

Eine wichtige Aufgabe des Mikrobioms ist neben der Verdauung die Unterdrückung der Aktivität und des Wachstums von Krankheitserregern, was den Darm zu einem wichtigen Teil unseres Immunsystems macht. Mehr als 70 Prozent der Zellen, die für unsere Körperabwehr wichtig sind, befinden sich in der Darmwand. Das bedeutet auch: Sind die Bakterien des Mikrobioms nicht im Gleichgewicht, wird das Immunsystem beeinträchtigt. Möglich Folgen davon sind Allergien und Hauterkrankungen (siehe auch Seite 14).

Industriell verarbeitete Lebensmittel, ein hoher Zucker- und Fettkonsum, wenige Ballaststoffe oder auch Medikamente und Stress können die bakterielle Besiedlung nachteilig verändern, die für uns guten Darmbakterien werden verdrängt. Wenn auch die Darmschleimhautbarriere derart angegriffen ist, dass unverdaute Substanzen oder schädliche Erreger in den Blutkreislauf gelangen können, spricht man vom durchlässigen Darm oder Leaky Gut Syndrom. Unser Immunsystem reagiert auf die Schadstoffe im Körper mit Entzündungen und allergischen Prozessen.

Anders herum hat ein aus dem Gleichgewicht geratenes Mikrobiom zur Folge, dass oft nicht mehr ausreichend Nährstoffe aus der Nahrung aufgenommen werden können. Dies kann zu einer Unterversorgung mit für uns lebenswichtigen Nährstoffen führen, die sich unter Umständen im Hautbild widerspiegelt.

Zu den gesundheitsförderlichen Darmbakterien gehören z. B. Bifidobakterien und Lactobazillen, bekannt sind sie auch als probiotische Bakterien. Studien belegen, dass Probiotika in der Lage sind, unser Abwehrsystem so zu beeinflussen, dass bisher unverträgliche Nahrungsmittel, Blütenstaub oder Tierhaare toleriert werden – es also mithilfe der Probiotika nicht mehr zu allergischen Reaktionen kommt. Bei Atopikern wie Menschen mit Neurodermitis ist die Anzahl dieser Bakterien oft sehr niedrig.

Ballaststoffreiche Lebensmittel dienen als Futter für unsere gesundheitsfördernden Bifidobakterien und Lactobaziellen.

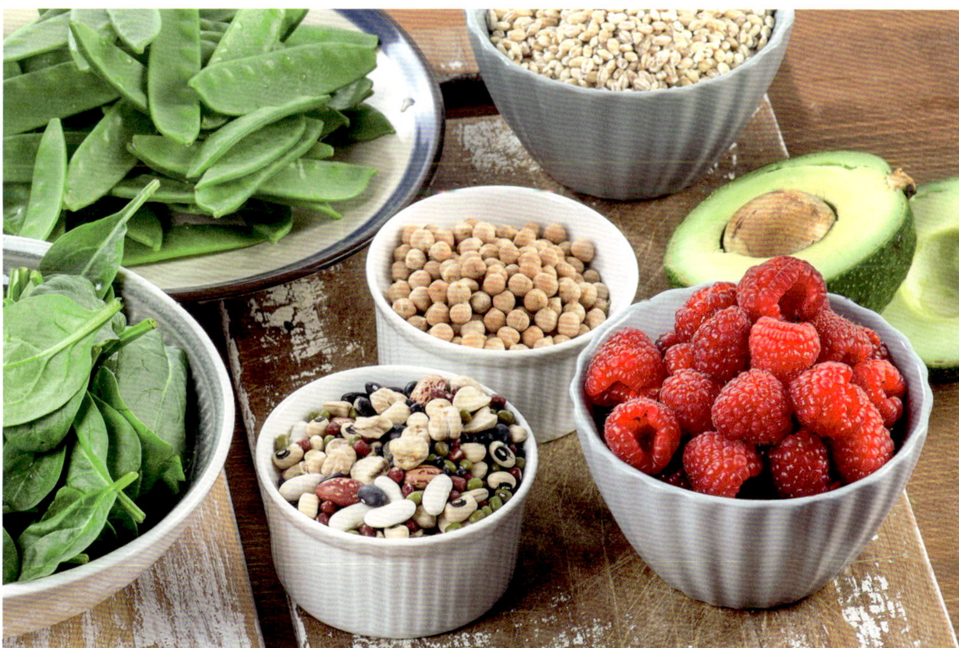

Interessant ist in diesem Zusammenhang, dass sich das Darmmikrobiom beim Menschen erst ab dem vierten Lebensjahr stabilisiert – bei Babys und Kleinkindern ist das Immunsystem noch nicht vollständig ausgebildet. Wissenschaftler gehen davon aus, dass dies einer der Gründe sein kann, warum insbesondere Säuglinge und Kleinkinder an Neurodermitis erkranken. Stillen soll einen positiven Einfluss auf die Ausbildung des Mikrobioms haben.

Als bei mir Neurodermitis diagnostiziert wurde, warnte der Hautarzt meine Eltern zudem vor übertriebener Hygiene. Um mein Immunsystem zu stärken, sollte ich beim Spielen möglichst häufig mit Schmutz in Berührung kommen. Diese Hygienehypothese existiert bis heute. Studien belegen, dass beispielsweise Kinder, die auf einem Bauernhof aufwachsen, seltener an Allergien und Asthma erkranken.

Die Leber – wichtige Entgiftungszentrale

Eine dauerhaft falsche Ernährung mit viel Fett, Zucker oder Alkohol kann die Leber nachhaltig schädigen.

Die Leber ist unser wichtigstes Stoffwechsel- und Entgiftungsorgan und daher von zentraler Bedeutung für Herz, Gehirn, Immunsystem, Verdauungstrakt und unsere Haut. Ohne eine funktionierende Leber kann der Mensch nicht leben. Sie übernimmt zahlreiche zentrale Aufgaben im Organismus und wird oft auch als Chemiefabrik des Körpers bezeichnet, denn sie baut Stoffe ab, um und auf. So ist sie beispielsweise am Stoffwechsel von Fetten, Kohlenhydraten und Eiweißen beteiligt. Außerdem produziert sie die Blutgerinnungsfaktoren und das C-reaktive Protein, ein Eiweiß, das bei entzündlichen Prozessen im Körper gebildet wird. Die Leber stellt aber auch Cholesterin her, das u. a. als Ausgangsstoff zur Bildung von Gallensäuren für die Fettverdauung benötigt wird, wie für die Bildung von Vitamin D und bestimmten Hormonen (z. B. dem Stresshormon Kortisol).

Darüber hinaus besitzt die Leber wichtige Speicherfunktionen: Sie lagert Fette sowie überschüssige Glukose – der wichtigste

Einfachzucker im Kohlenhydratstoffwechsel – ein, die sie bei Bedarf dem Körper wieder bereitstellt. Zudem werden die Vitamine A, B_{12}, D, E und K sowie das Spurenelement Eisen in der Leber gespeichert.

Abwehrfunktionen gehören ebenfalls zu ihren Aufgaben, denn im Blut befinden sich nicht nur Nährstoffe, sondern auch Substanzen, die schädlich für unseren Organismus sein können und die herausgefiltert werden müssen. Hierzu gehören Pestizide, Kunststoffe, Ammoniak, krankheitserregende Keime, Schimmel, toxische Metalle oder Medikamente. Für unsere Leber bedeutet das Eliminieren dieser Stoffe Schwerstarbeit. Sie werden von ihr entweder zu unschädlichen Stoffen umgewandelt oder über die Nieren, den Darm, die Lunge oder die Haut ausgeschieden. An der Haut können sich Symptome wie Entzündungen oder Juckreiz bemerkbar machen. Allergien und Überreaktionen können erste Zeichen dafür sein, dass die Leber überfordert ist. Bei fortgeschrittenen Leberschäden kommt eine typische Gelbfärbung an Augen und Haut hinzu.

Da die Leber im Vergleich zu anderen Organen nicht über Nerven verfügt und schmerzunempfindlich ist, verlaufen Funktionsbeeinträchtigungen zu Beginn oft unbemerkt. Bis zu einem gewissen Grad kann sich die Leber selbst regenerieren. Erst nach einiger Zeit zeigen sich Symptome wie Müdigkeit, Konzentrationsstörungen, Reizdarmsyndrom, Hitzewallungen, Appetitverlust, Gewichtsveränderungen oder ein Druckgefühl im rechten Oberbauch.

Beeinträchtigungen der Leberfunktion bleiben oft lange Zeit unbemerkt.

Eine hautgesunde Ernährung

Nährstoffreiche Lebensmittel bilden die Basis einer gesunden Ernährung.

Unsere Ernährung bildet eine wichtige Basis für eine gesunde Haut. Vor allem Lebensmittel aus pflanzlichen Quellen haben eine entzündungshemmende Wirkung und stärken unser Immunsystem. Auf meinem Speiseplan stehen daher frische, unverarbeitete Produkte, die vorwiegend pflanzenbasiert und weitestgehend frei von Zucker, dem Klebereiweiß Gluten und Zusatzstoffen sind. Viele meiner Nahrungsmittel sind sogenannte Superfoods, das sind besonders nährstoffreiche Lebensmittel, die einen sehr hohen Gehalt an Vitaminen, Mineralstoffen, Spurenelementen, Aminosäuren, sekundären Pflanzenstoffen und vielen weiteren wertvollen Stoffen aufweisen. Dazu gehören hauptsächlich Gemüse, Obst, Pilze, Hülsenfrüchte, Nüsse, Samen und Kerne, Vollkornprodukte, gute Pflanzenöle, Kräuter und Gewürze aus ökologischem Anbau. Ich verzichte fast gänzlich auf Fleisch- und Milchprodukte sowie Eier und Fisch. Dies mache ich einerseits aus ethischen Gründen, andererseits ist belegt, dass ein übermäßiger Konsum tierischer Produkte langfristig die Gesundheit beeinträchtigen kann. Außerdem trinke ich vorwiegend Wasser und Tee.

Einige gute Gründe sprechen dafür, dass Sie als Neurodermitiker möglichst auf tierische Produkte verzichten sollten. Ein hoher Fleischkonsum wird u. a. aufgrund seiner entzündungsfördernden Wirkung mit zahlreichen Krankheiten in Verbindung gebracht, darunter Herz-Kreislauf-Erkrankungen, Rheuma und Diabetes Typ 2. Nicht ausgeschlossen werden können zudem Infektionen, die durch Massentierhaltung in der konventionellen Landwirtschaft vom Tier über das Produkt auf den Menschen übergehen können. Viele Tiere erhalten – zum Schutz vor Infektionen und zur Steigerung der Produktivität – auch eine Vielzahl verschiedener Medikamente. So erlauben Antibiotika eine Aufzucht auf engstem Raum. Hohe Kraftfuttergaben sowie der Einsatz von Wachstumshormonen wirken sich ebenfalls negativ auf die Gesundheit der Tiere aus. Fehlender Bewegungsraum in den Ställen oder noch immer erlaubte Anbindehaltung erzeugen Stresssituationen, was wiederum die Qualität des Fleisches, der Eier oder der Milch beeinträchtigen kann.

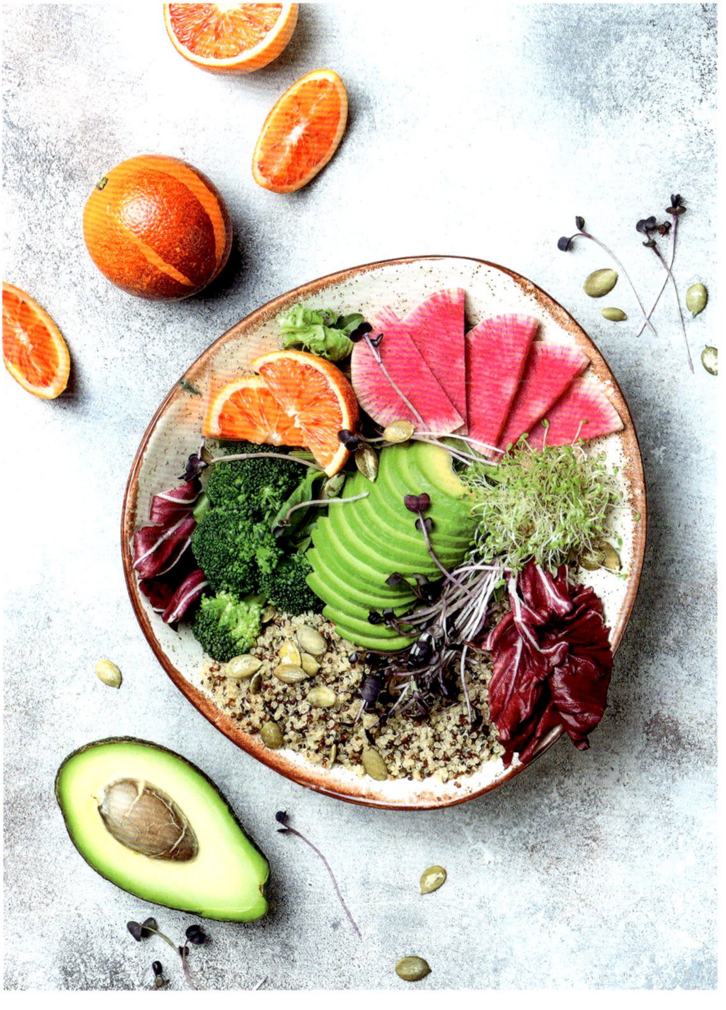

Viele Lebensmittel aus pflanzlichen Quellen haben eine entzündungshemmende Wirkung und stärken unser Immunsystem.

Wissenschaftliche Untersuchungen gehen davon aus, dass auch Fische, deren Verzehr von der Weltgesundheitsorganisation (WHO) und der Deutschen Gesellschaft für Ernährung e. V. (DGE) empfohlen wird, durch die Verschmutzung der Meere oder durch Zuchttechniken belastet sind.

Die Selbstheilungskräfte unterstützen

Nahrungsbestandteile wie Kohlenhydrate, Eiweiße, Fette, Vitamine, Mineralstoffe, Spurenelemente und sekundäre Pflanzenstoffe erfüllen im Körper zahlreiche Funktionen. Sie versorgen uns mit Energie, übernehmen regulatorische Aufgaben und fungieren als Boten- und Baustoffe für unsere Zellen. Das heißt, sie sind wichtig für die Zellerneuerung sowie zur Aufrechterhaltung sämtlicher Haut- und Körperfunktionen. Damit diese reibungslos ablaufen können, müssen alle Stoffe in ausreichender Menge vorhanden sein.

Viele Nährstoffe sind essenziell, also lebensnotwendig. Das bedeutet, wir müssen sie dem Körper regelmäßig über die Nahrung zuführen, weil er sie nicht selbst herstellen kann. Dazu gehören z. B. alle Vitamine, ausgenommen Vitamin D, das wir mithilfe des Sonnenlichtes selbst in der Haut bilden können und das genau genommen eine Hormon-Vorstufe ist.

Fehlen uns wichtige Nährstoffe, wird die Funktionalität unserer körperlichen Prozesse eingeschränkt.

Fehlen uns wichtige Nährstoffe, wird die Funktionalität unserer körperlichen Prozesse eingeschränkt und es kommt in der Folge zu einem Leistungs- und Energieabfall der Zelltätigkeit. Da unsere Haut einen hohen Nährstoffbedarf hat, ist auch sie besonders anfällig für eine Unterversorgung: Unausgewogene Ernährungsweisen und ein Fehlen wichtiger Nährstoffe können sich also negativ auf unsere Selbstheilungskräfte, die Hautfunktionen sowie das Hautbild auswirken.

Ernährungsfehler vermeiden

Dass unsere Ernährung einen entscheidenden Einfluss auf Erkrankungsrisiken und auch die Sterblichkeit hat, belegen unzählige Studien. Von 1990 bis 2017 wurde beispielsweise eine der umfangreichsten Untersuchungen, die Global Burden of Disease Study, durchgeführt, deren Ziel es war, Sterberaten und die Häufigkeit schwerer Erkrankungen, Verletzungen sowie Risikofaktoren für die Gesundheit auf globaler, nationaler und regionaler Ebene aufzuzeigen. Man wollte damit die sich ändernden gesundheitlichen Herausforderungen unserer modernen Gesellschaft darlegen.

Neben Lebensstilfaktoren wurden in dieser Beobachtungsstudie auch die unterschiedlichen Ernährungsgewohnheiten sowie ihre Auswirkungen auf Erkrankungen wie Krebs, Diabetes Typ 2 und des Herz-Kreislauf-Systems untersucht. Im Ergebnis sah man, dass im Jahr 2017 einer von fünf Todesfällen weltweit (das entsprach ungefähr elf Millionen Todesfällen) mit einer schlechten Ernährung in Verbindung stand und diese auch für eine Reihe chronischer Krankheiten verantwortlich war. Auch Daten zu Hauterkrankungen wie Neurodermitis wurden erhoben. Die Erkenntnis: Sie liegen im Ranking der meist verbreiteten, nicht tödlich verlaufenden Erkrankungen auf Platz vier – hinter Rückenschmerzen, Depressionen und Eisenmangel.

Nährstoffmangel erhöht das Risiko vieler Krankheiten.

Die Wissenschaftler schlussfolgerten, dass der zu geringe Verzehr von Vollkornprodukten, Früchten, Gemüse und Nüssen zu den wesentlichen Risikofaktoren zählt. Viel zu hoch hingegen war der Konsum von Salz, zuckerhaltigen Getränken und verarbeitetem Fleisch. In Deutschland waren laut dieser Studie 162 ernährungsbedingte Todesfälle pro 100.000 Einwohner zu verzeichnen. Auch die WHO bestätigt, dass eine vollwertige Ernährung mit einer verbesserten Gesundheit und einem geringeren Risiko für Herz-Kreislauf-Erkrankungen, Schlaganfall, Krebs und Diabetes sowie einer längeren Lebensdauer zusammenhängt.

Eine weitere Studie aus dem Jahr 2017 mit 169 Personen, die an atopischem Ekzem litten, zeigte, dass der Verzicht auf Fast Food, Weißmehl und andere glutenhaltige Produkte sowie ein erhöhter Verzehr von Gemüse den größten Einfluss auf die Verbesserung des Hautzustandes hatte.

Entzündungshemmend ernähren

Sekundäre Pflanzenstoffe schützen vor Zellschäden.

Pflanzliche Lebensmittel enthalten, wie Sie schon gelesen haben, eine Vielzahl an Vitaminen, Mineralstoffen, Spurenelementen, Enzymen und wertvollen sekundären Pflanzenstoffen. Diese helfen dabei, der oxidativen Belastung unseres Körpers durch freie Radikale entgegenzuwirken. Diese aggressiven Verbindungen fallen insbesondere bei Stoffwechselvorgängen, negativem Stress, dem Einfluss von UV-Strahlung oder durch Zigarettenrauch an. Unser Körper kann eine gewisse Anzahl freier Radikale unschädlich machen. Wenn sie jedoch überhandnehmen, fördern sie entzündliche Prozesse, schädigen die Körperzellen und das Erbgut.

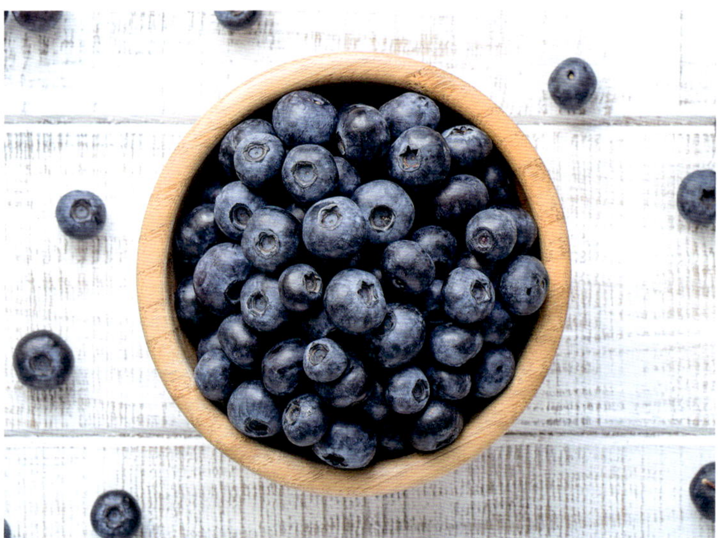

Blaubeeren enthalten reichlich Polyphenole. Diese können Entzündungen im Körper hemmen und unsere Zellen vor Schäden bewahren.

Antioxidantien unterstützen den Organismus dabei, mit freien Radikalen besser fertigzuwerden. Dazu zählen beispielsweise Vitamin C und E, sekundäre Pflanzenstoffe wie Carotinoide, Flavonoide, Glucosinolate, Phenolsäuren, Phytosterine oder auch Sulfide aus pflanzlichen Lebensmitteln. Sie alle wirken praktisch wie ein Schutzschild für die Zellen.

Außerdem enthalten Lebensmittel pflanzlicher Herkunft wertvolle Ballaststoffe. Dabei handelt es sich um unverdauliche Nahrungsbestandteile, die eine positive Wirkung auf unser Verdauungssystem haben. Vor allem dienen sie den guten Darmbakterien als Futter und stärken so unser Immunsystem. Mit ihrer Hilfe steigt nach dem Essen auch der Blutzuckerspiegel weniger an, wodurch das Entzündungsrisiko im Körper gesenkt wird. Wasserlösliche Ballaststoffe haben zudem die Eigenschaft, den Nahrungsbrei im Magen-Darm-Trakt in einer geleeartigen Masse zu binden und auf diese Weise die Darmperistaltik – also die Darmbewegungen – zu fördern.

Die nährstoffreiche Ernährung

Der folgende Überblick zeigt Ihnen, mit welchen Lebensmitteln Sie Ihre Nährstoffversorgung optimieren, das Immunsystem stärken und entzündliche Prozesse reduzieren. Gleichzeitig unterstützen Sie damit wichtige Stoffwechselorgane wie Darm und Leber und fördern die Regeneration und den Aufbau Ihrer Haut. Je nach Vorliebe und Verträglichkeit können Sie Ihren Speiseplan täglich um diese wertvollen Nahrungsmittel bereichern.

Mit einer breiten Palette an pflanzlichen, unverarbeiteten Lebensmitteln sorgen Sie für einen optimalen Nährstoffmix, mit dem Sie Ihre Haut, Ihre Gesundheit und gleichzeitig Ihre Schönheit unterstützen.

Da nicht alle Neurodermitiker die gleichen Unverträglichkeiten aufweisen, gehe ich auch auf Lebensmittel ein, die in Verdacht stehen, Schübe auszulösen. Wenn Sie bei sich Unverträglichkeiten oder leichte Allergien gegen bestimmte Lebensmittel vermuten, rate ich Ihnen, diese in akuten Zuständen zu meiden und in beschwerdefreien Phasen in kleineren Mengen zu testen. Nur bei schweren Allergien sollte man keinesfalls Selbstversuche unternehmen.

Ich selbst vertrage alle der nachfolgend genannten Lebensmittel mittlerweile sehr gut. In den Tagen nach deren Verzehr zeigt meine Haut keinerlei negative Reaktion.

Obst und Gemüse

Obst und Gemüse: wahres Powerfood für die Haut.

Mit ihrer sehr reichhaltigen Zusammensetzung an lebenswichtigen Nährstoffen sind Obst und Gemüse unverzichtbar für die Hautpflege von innen. Sie sind nicht nur erstklassige Energielieferanten, sondern unterstützen auch auf natürliche Weise zahlreiche Stoffwechselprozesse, die fortwährend im Körper ablaufen.

Am besten bunt und roh

Gemüse sollte den Hauptanteil auf Ihrem Speiseplan ausmachen. Ich esse es entweder roh oder bereite es – zum besseren Erhalt der Nährstoffe – bei niedrigeren Temperaturen zu. Wenn Sie rohes Gemüse nicht gut vertragen, können Sie probieren, die Menge langsam zu steigern, damit sich Ihr Magen-Darm-Trakt allmählich darauf einstellen kann. Gewöhnen Sie sich zum Beispiel an, vor dem Mittag- und Abendessen immer einen kleinen Salat zu essen oder bereiten Sie sich mehrfach in der Woche einen gemischten Salat als Hauptmahlzeit zu.

Optimal ist eine Mischung aus verschiedenen Sorten von zwei bis drei Portionen Obst und drei bis vier Portionen Gemüse täglich (eine Portion = eine Handvoll). Je bunter, desto besser, um eine Vielzahl an gesundheitsfördernden Nährstoffen aufzunehmen.

Hautfreundliche Obst- und Gemüsesorten auf einem Blick

Ananas	verdauungsfördernd, entzündungshemmend
Äpfel	darm- und leberunterstützend, entzündungshemmend
Aprikosen	antioxidativ, immunstimulierend
Avocados	antioxidativ, zellschützend, darmunterstützend
Bananen	entzündungshemmend, antioxidativ, stärkend
Beerenfrüchte	(insbesondere Wildheidelbeeren, Heidelbeeren, Brombeeren, Himbeeren, Aroniabeeren, Açaí-Beeren, schwarze und rote Johannisbeeren) antioxidativ, entzündungshemmend, verdauungsfördernd, immunstimulierend, entwässernd
Birnen	darmunterstützend, entwässernd
Blattgemüse	(z. B. Spinat, Mangold, Chinakohl, Mangold, Löwenzahn) antioxidativ, entzündungshemmend
Datteln und Feigen	entzündungshemmend, stressreduzierend
Granatapfel	entzündungshemmend, antioxidativ
Gurken	feuchtigkeitsspendend, darmunterstützend, antioxidativ
Karotten	antioxidativ, darmunterstützend, entzündungshemmend
Kirschen	(insbesondere Sauerkirschen) entzündungshemmend, antioxidativ, immunstimulierend
Kiwis	antioxidativ, stressreduzierend, schlaffördernd
Kohlgemüse	(insbesondere Brokkoli, Grünkohl, Rosenkohl, Grün-, Rot- und Weißkohl) antioxidativ, entzündungshemmend, darmunterstützend
Kürbis	antioxidativ, entzündungshemmend, zellschützend, darm- und leberunterstützend
Melonen	feuchtigkeitsspendend, entzündungshemmend
Rote Bete	entzündungshemmend, immunstimulierend, verdauungsfördernd
Süßkartoffel	antioxidativ, immunstimulierend, zellschützend
Weintrauben	(insbesondere dunkelblaue Weintrauben) antioxidativ, entzündungshemmend

Bei Salaten den Nitratgehalt im Blick behalten

Bei der Zubereitung von Salaten wie Eisbergsalat, Endivie, Feldsalat, Kopfsalat und Rucola sollten Sie die Stängel, Strünke und großen Rippen entfernen, da diese einen höheren Nitratgehalt aufweisen können. Es handelt sich dabei um Stickstoffverbindungen, die dem Wachstum von Pflanzen dienen und natürlicherweise im Boden oder auch in Düngemitteln vorkommen. Während der Verdauung wird Nitrat im menschlichen Organismus zu Nitrit umgewandelt. Dieses steht in Verdacht, die Sauerstoffversorgung der Organe zu beeinträchtigen, da es den roten Blutfarbstoff Hämoglobin verändert – unseren wichtigen Sauerstofftransporteur.

In der Hauptsaison und bei Produkten aus biologischem Freilandanbau ist der Nitratgehalt am niedrigsten. Verzehrt man Salate mit Vitamin-C-haltigen Zutaten wie Zitronendressing oder Paprikastückchen, reduziert sich zudem die Bildung von Nitrit enorm. Auch auf eine ausreichende Kühlung sollte man bei der Lagerung von Salaten achten.

Histamin verträgt nicht jeder

Bei bestehenden Allergien oder Nahrungsmittelunverträglichkeiten können bestimmte Obst- und Gemüsesorten Krankheitsschübe auslösen. Grund hierfür ist u. a. die Ausschüttung des körpereigenen Botenstoffes Histamin bei deren Verzehr. Insbesondere Tomaten, Zitrusfrüchte, Erdbeeren, Avocados, Kiwis oder auch Trockenfrüchte sind hier zu nennen.

Allergiker vertragen kurz gekochtes Obst und Gemüse oftmals besser als Rohkost. Beim Erwärmen können zwar Nährstoffe verloren gehen, doch die Vorteile der gedünsteten Nahrung überwiegen in diesen Fällen.

Vorsicht bei fruktosereichen Obstzubereitungen

Aufgrund ihres hohen Anteils an Wasser und eines geringen Fettanteils – mit Ausnahme von Avocados und Oliven – sind die meisten Obst- und Gemüsesorten kalorienarm. Je nach Sorte und Reifegrad enthält Obst allerdings relativ viel Zucker in Form von Fruktose. Der Verzehr von Obst führt in der Regel aber zu einem wesentlich geringeren Blutzuckeranstieg als beispielsweise der Konsum von Zucker als Zutat in Süßigkeiten, da der in Obst enthaltene Fruchtzucker an andere Stoffe wie Ballaststoffe gebunden ist, was die Zuckeraufnahme verlangsamt und vor Entzündungsprozessen im Körper schützt. Ein Grund, warum es bei Neurodermitis wichtig ist, den Konsum von Süßigkeiten und Haushaltszucker zu beschränken (siehe Seite 68).

Fruchtsäfte enthalten dagegen kaum noch wertvolle Ballaststoffe, somit gelangt der enthaltene Zucker um ein Vielfaches schneller ins Blut als beim Verzehr von Obst und Früchten. Der rapide ansteigende Blutzuckerspiegel erhöht zudem die Ausschüttung von Insulin, dem Hormon, das u. a. dafür sorgt, dass Zucker in die Zellen geschleust wird. Ein zu hoher Insulinspiegel kann Entzündungen provozieren und auf diese Weise nicht nur Krankheitsschüben bei Neurodermitis den Boden bereiten, sondern auch vielen Zivilisationskrankheiten.

Eine gute Alternative zu Säften sind selbst zubereitete Smoothies in einer Mischung aus Obst und Gemüse, in denen alle gesundheitsfördernden Stoffe weitestgehend erhalten sind. Ihr Nährstoffgehalt hängt u. a. davon ab, ob die verwendeten Zutaten möglichst naturbelassen sind oder zuvor geschält wurden. Letzteres reduziert beispielsweise deutlich den Gehalt an Ballaststoffen im Smoothie gegenüber dem Verzehr von frischem Obst und Gemüse.

Frisch zubereitete Smoothies sind eine schnelle, nährstoffreiche und leckere Nährstoffbombe.

Smoothies aus dem Supermarkt bestehen in der Regel leider nicht aus der ganzen Frucht inklusive Schale oder Blattgrün. Zudem werden sie häufig pasteurisiert, also für kurze Zeit auf 60 bis nahezu 100 Grad erhitzt, wodurch wichtige Vitamine und Enzyme zerstört werden. Darüber hinaus enthalten sie häufig Zusatzstoffe.

Pilze

Viele Pilze gelten als Booster für das Immunsystem.

Champignons, Steinpilze, Austernpilze und Shiitake-Pilze sind aufgrund ihres Nährstoffprofils ebenfalls eine ausgezeichnete Unterstützung für unsere Hautgesundheit. Sie gelten als wahre Booster für das Immunsystem, u. a. weil sie entzündungshemmende Wirkung entfalten. Allen Pilzen ist gemein, dass sie wertvolle Eiweiße, Vitamine, beachtliche Mengen an Mineralien und Spurenelementen enthalten.

Besonders hervorzuheben ist der Shiitake, der auch als König der Pilze bezeichnet und als Vitalpilz seit Jahrtausenden im asiatischen Raum geschätzt wird. Sein hoher Gehalt an essenziellen Aminosäuren – den Bausteinen der Eiweiße in unserem Körper –

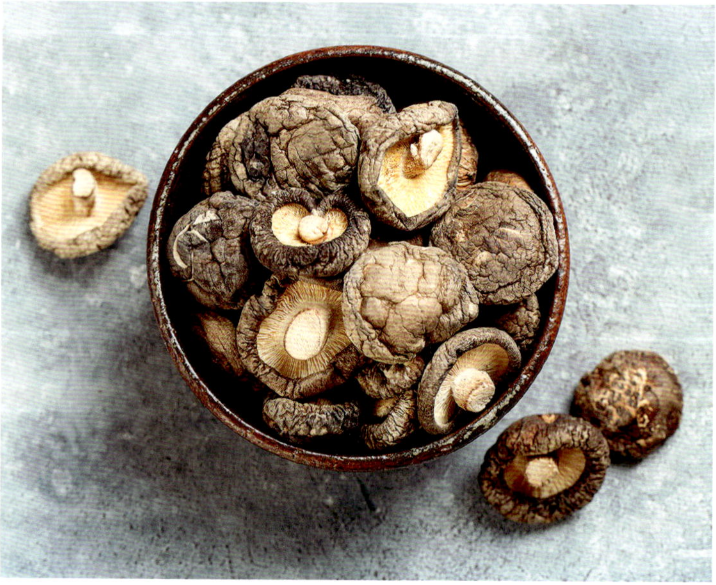

Der Shiitake ist ein hervorragender Proteinlieferant, der tierischen Nahrungsquellen in nichts nachsteht.

macht ihn zu einem hervorragenden Proteinlieferanten, der tierischen Nahrungsquellen in nichts nachsteht. Außerdem enthält er Lentinan, das dafür bekannt ist, die Abwehrfunktionen des Körpers zu stärken. Er ist besonders reich an Vitaminen der B-Gruppe, vor allem Riboflavin, Niacin, Pantothensäure und Biotin. Darüber hinaus enthält er Mineralstoffe wie Kalzium, Kalium, Eisen, Natrium, Kupfer sowie Zink und sogar eine geringe Menge an Vitamin D. Studien zeigen, dass die Inhaltsstoffe des Shiitake dabei unterstützen können, den Cholesterinspiegel und damit auch Entzündungsprozesse zu regulieren. In sehr seltenen Fällen kann es nach dem Verzehr von Shiitake-Pilzen durch das enthaltene Lentinan zu allergischen Reaktionen kommen.

Als Beilage zu Gemüsegerichten mit Zwiebeln und Gewürzen sind Pilze eine sehr gute, deftige Alternative zu einem Fleischgericht.

Hülsenfrüchte

Hülsenfrüchte gehören zu den nährstoffreichsten Lebensmitteln und sind gute Quellen für B-Vitamine, die eine wichtige Rolle beim Hautstoffwechsel und -aufbau spielen. Sie enthalten außerdem Eisen, Kupfer, Magnesium, Kalzium, Mangan, Zink und Phosphor zur Unterstützung der Hautgesundheit und des Immunsystems und zum Schutz der Zellen vor oxidativem Stress. Von allen pflanzlichen Lebensmitteln haben sie den höchsten Gehalt an Eiweiß, das für den Aufbau und die Erneuerung der Hautzellen benötigt wird.

Hülsenfrüchte punkten mit ihrem Nährstoffreichtum.

Hülsenfrüchte liefern gute Kohlenhydrate, sind sehr ballaststoffreich und somit auch ein ideales Futter für die guten Darmbakterien. Außerdem verhindern sie noch Stunden nach dem Verzehr einen starken Blutzuckeranstieg. Hülsenfrüchte eignen sich wie Pilze gut als Alternative zu Fleisch oder Fisch, sie geben der pflanzenorientierten Küche mehr Substanz und wirken besonders sättigend.

Mit Nudeln aus Hülsenfrüchten wie Linsen oder Kichererbsen kann man auch herkömmliche Weizennudeln ersetzen: Sie müssen auf die leckere Pasta also nicht verzichten und führen Ihrem Organismus gleichzeitig wertvolle Nährstoffe zu.

Grundsätzlich sollten Sie Hülsenfrüchte nicht roh essen, da sie im ungekochten Zustand verschiedene unverträgliche Substanzen enthalten, die beim Kochen unschädlich gemacht werden. Manche Menschen reagieren auch allergisch auf Hülsenfrüchte, da sie zu den histaminhaltigen Lebensmitteln gehören. Erbsensprossen bilden eine Ausnahme und sind in gekeimtem Zustand besonders reich an Diaminoxidase (DAO), einem Enzym, das Histamin abbauen kann.

Auch wenn Hülsenfrüchte wertvoll für die Hautgesundheit sind, sollte man den Körper mit kleinen Mengen an sie gewöhnen, um beispielsweise Blähungen zu vermeiden. Generell werden sie leichter verdaulich, wenn man sie über Nacht einweicht, denn dabei werden die blähenden Substanzen an das Wasser abgegeben und die Hülsenfrüchte quellen um etwa das doppelte Volumen auf.

Bei Gicht oder erhöhten Harnsäurewerten sollten Sie Hülsenfrüchte mit Vorsicht genießen, denn sie enthalten Purine, das sind Eiweißverbindungen, die den Harnsäurespiegel zusätzlich ansteigen lassen.

Hülsenfrüchte aus Dosen sind nicht empfehlenswert, generell können aus Konservendosen bedenkliche Stoffe auf den Lebensmittelinhalt übergehen. Empfehlenswerter sind Glaskonserven.

Bohnen, Erbsen und Co stecken voller Eiweißbausteine für die Zellbildung.

Bohnen

Es gibt eine Vielzahl unterschiedlicher Bohnen wie grüne Bohnen, weiße und rote Kidneybohnen oder auch Mungbohnen. Ihr Nährstoffgehalt variiert je nach Sorte, allen ist jedoch gemein, dass sie sehr viele wertvolle Stoffe für die Hautgesundheit aufweisen. Dazu zählen Eiweiß, Ballaststoffe, Mineralstoffe und Spurenelemente wie Eisen, Kalium, Mangan, Phosphor, Magnesium sowie B-Vitamine und eine Vielzahl an sekundären Pflanzenstoffen wie Saponine und Flavonoide.

Erbsen

Neben Eiweiß liefern Erbsen besonders viele gute Ballaststoffe zur Unterstützung der Darmgesundheit. Wertvolle sekundäre Pflanzenstoffe sowie zahlreiche Vitamine, Mineralstoffe und Spurenelemente fördern die Hautregeneration und helfen, Entzündungen zu reduzieren. Darunter: Vitamin A und C, Folsäure, Vitamin B_1 und B_2 sowie Eisen, Kalzium, Kalium, Magnesium, Phosphor und Zink.

Kichererbsen

Sie haben einen hohen Anteil an essenziellen Aminosäuren, die wichtige Baustoffe für unsere Haut bzw. Bestandteile elastiner und kollagener Bindegewebsfasern darstellen. Zudem sind sie ballaststoffreich und enthalten weitere Nährstoffe wie Vitamin A, Vitamin B_1, B_6, Kalium, Phosphor, Kalzium und Eisen.

Linsen

Auch sie enthalten Eiweiß, Ballaststoffe und beachtliche Mengen an Eisen, das unser Immunsystem und verschiedene Stoffwechselfunktionen der Haut unterstützt. Außerdem sind sie gute Lieferanten für Kalium, Magnesium, Kalzium, Kupfer, Phosphor sowie die Vitamine A, B_1, B_6 und Vitamin E zum Aufbau und Schutz der Haut.

Vollkorn

Vermutlich wissen Sie schon, dass Weißmehlprodukte aufgrund ihrer Verarbeitung kaum noch Nährstoffe beinhalten und bei der Verdauung sehr schnell in Zucker umgewandelt werden. Die Folgen sind wiederkehrende Blutzuckerspitzen und hohe Insulinausschüttungen. Beides fördert entzündliche Prozesse im Körper.

Zur Unterstützung einer intakten Hautbarriere sollten Sie daher vorzugsweise Produkte aus dem vollen Korn wählen, also inklusive der Schale, die den Samen des Getreides umschließt. Vollkornprodukte enthalten gute, komplexe Kohlenhydrate. Das bedeutet, sie können nicht sofort vom Körper in Zucker umgewandelt werden und sättigen dadurch über einen längeren Zeitraum. Sie unterstützen die Verdauung und halten den Blutzuckerspiegel konstant, wodurch Entzündungsprozesse reduziert und auch verhindert werden können.

Vollkornprodukte sind reich an darmfreundlichen Ballaststoffen.

Vollkornprodukte sind zudem wichtige Energiespender und unterstützen den Aufbau der Haut. Außerdem enthalten komplexe Kohlenhydrate eine Vielzahl an wichtigen Nährstoffen wie B-Vitamine, Eisen, Zink und Magnesium. Nachfolgende Auflistung enthält fünf besonders empfehlenswerte Getreide und Pseudogetreide, das sind Körner, die wie echtes Getreide verwendet werden, jedoch anderen Pflanzenfamilien angehören.

Amaranth

Glutenfreie Pseudogetreide liefern viele wichtige Nährstoffe, um die Haut zu regenerieren.

Das glutenfreie Pseudogetreide ist besonders nährstoffreich und zeichnet sich durch einen wesentlich höheren Anteil an Mineralstoffen und Spurenelementen als andere Getreidearten aus. Es enthält nennenswerte Mengen an Magnesium, Mangan, Kalzium und Eisen. Außerdem ist es reich an Ballaststoffen und Proteinen und liefert wertvolle Fettsäuren zur Unterstützung von Hautaufbau und -regeneration.

Ich verwende es gerne in Gemüsepfannen, als Füllung für Paprikaschoten oder als Zutat in Salaten.

Buchweizen

Auch Buchweizen ist ein glutenfreies Pseudogetreide, das trotz seines Namens nicht mit dem Weizen verwandt ist. Buchweizen ist ein guter Eiweißlieferant, da er alle acht essenziellen Aminosäuren enthält – jene Eiweißbausteine, die der Körper benötigt, jedoch nicht selbst aufbauen kann. Außerdem versorgt uns der Buchweizen mit guten Ballaststoffen, reichlich Kalzium, Eisen, Mangan, Kalium, Magnesium, Kieselsäure, Zink, Vitamin B_1, B_2 und B_3 sowie Vitamin E. Noch nährstoffreicher und sogar besser verdaulich ist er in gekeimter Form, welche auch abgepackt angeboten wird.

Ich mag Buchweizen besonders gern als Reisalternative für Risotto, als Zutat in Salaten oder als süße Variante in Kokosmilch gekocht, mit etwas Ceylon-Zimt verfeinert und mit frischem Obst serviert.

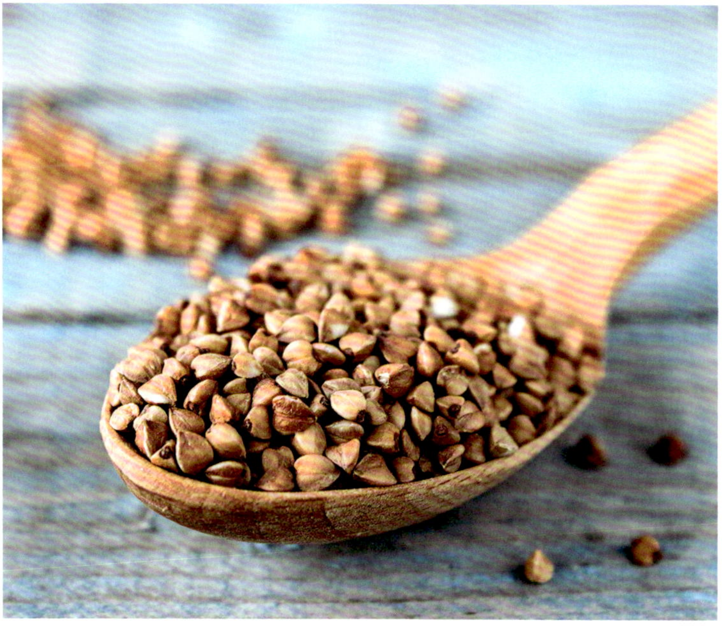

Buchweizen ist ein guter Eiweißlieferant, da er alle acht essenziellen Aminosäuren enthält.

Hafer enthält wertvolle Betaglucane, die unsere Körperabwehr unterstützen können.

Hafer

Hafer ist reich an Nährstoffen und eignet sich optimal zur Hautpflege von innen: Er enthält sekundäre Pflanzenstoffe, Zink, Eisen, Kalzium, Magnesium und Biotin und kaum Gluten – ist sogar glutenfrei erhältlich. Nicht zuletzt ist er ein guter Lieferant für Eiweiß, da er sechs der acht essenziellen Aminosäuren enthält. Auch sein Gehalt an Betaglucanen zeichnet ihn aus. Dabei handelt es sich um Ballaststoffe, die das Immunsystem unterstützen, indem Makrophagen – die sogenannten Fresszellen – aktiviert werden. Ihre Aufgabe besteht darin, Krankheitserreger wie Bakterien und Viren aus dem menschlichen Organismus zu entfernen. Studien belegen, dass die Betaglucane auch den Cholesterinspiegel im Blut positiv beeinflussen können.

Haferkleie, die aus den äußeren Schichten des Mehlkörpers und aus dem Keimling stammt, ist besonders nähr- und ballaststoffreich. Haferflocken sind eine ideale erste Mahlzeit des Tages. Ich bereite sie oft mit Obst und Joghurt aus Kokosnussmilch zu.

Haferflocken-Kekse

ca. 250 g Haferflocken
2 süße, reife Bananen
1 EL Mandelmus
1 EL gehackte Mandeln
1 kleine Prise Vanillepulver oder fein gemahlene Vanilleschote
1 EL Rosinen nach Belieben

Alle Zutaten mischen, zu Keksen formen und für 15 bis 20 Minuten (nach ca. 10 Minuten wenden) bei 180 °C in den Ofen geben. Alternativ kann man für eine schokoladige Version anstelle von Vanillepulver 2 EL Kakaopulver hinzufügen.

Hirse

Die glutenfreien Körnchen eignen sich ideal als Beilage anstelle von weißen Nudeln, Reis oder Kartoffeln. Sie sind leicht verdaulich und für ihre positive Wirkung auf die Haut bekannt. Dies liegt daran, dass Hirse eine sehr gute Quelle für Eiweiß, Ballaststoffe, Vitamine, Mineralstoffe und Spurenelemente ist. Sie enthält insbesondere B_1, B_3, B_5 und B_6, die u. a. den Zellstoffwechsel und die Wundheilung unterstützen. Zudem sind beachtliche Mengen an Magnesium, Kieselsäure, Kupfer und Eisen zur Unterstützung der Hautfunktionen und des Hautaufbaus enthalten.

Quinoa

Das aus Südamerika stammende, glutenfreie Pseudogetreide ist leicht verdaulich und nährstoffreich. Hochwertiges Eiweiß, Eisen, Folsäure, Magnesium, Zink und Mangan können die Haut optimal nähren. Quinoa enthält aber auch reichlich darmfreundliche Ballaststoffe und ist vielseitig einsetzbar. Ich verwende es hauptsächlich als Beilage zu Gemüsegerichten, als Suppeneinlage und Zutat in Salaten.

Nüsse, Samen und Kerne

Nüsse, Samen und Kerne sind wegen ihrer besonders hohen Nährstoffdichte wichtige Bausteine einer hautgesunden Ernährung. Sie sind sehr reich an einfach und mehrfach ungesättigten Fettsäuren, die der Haut zum Aufbau dienen und entzündliche Prozesse reduzieren können. Eiweiße, Ballaststoffe, Vitamine, Mineralstoffe und Spurenelemente stecken ebenfalls darin. Nüsse, Samen und Kerne sollten Sie generell roh essen, da beim Rösten Inhaltsstoffe wie B-Vitamine verloren gehen und auch die wertvollen Fettsäuren beeinträchtigt werden können.

Nüsse, Samen und Kerne liefern wertvolle Fettsäuren und Eiweiße.

Um den Nährstoffgehalt zu erhöhen, kann man Nüsse, Samen und Kerne über Nacht für ungefähr acht Stunden einweichen, da hierdurch gesundheitsförderliche Enzyme aktiviert

Nüsse und Co: unverzichtbar für die hautgesunde Ernährung.

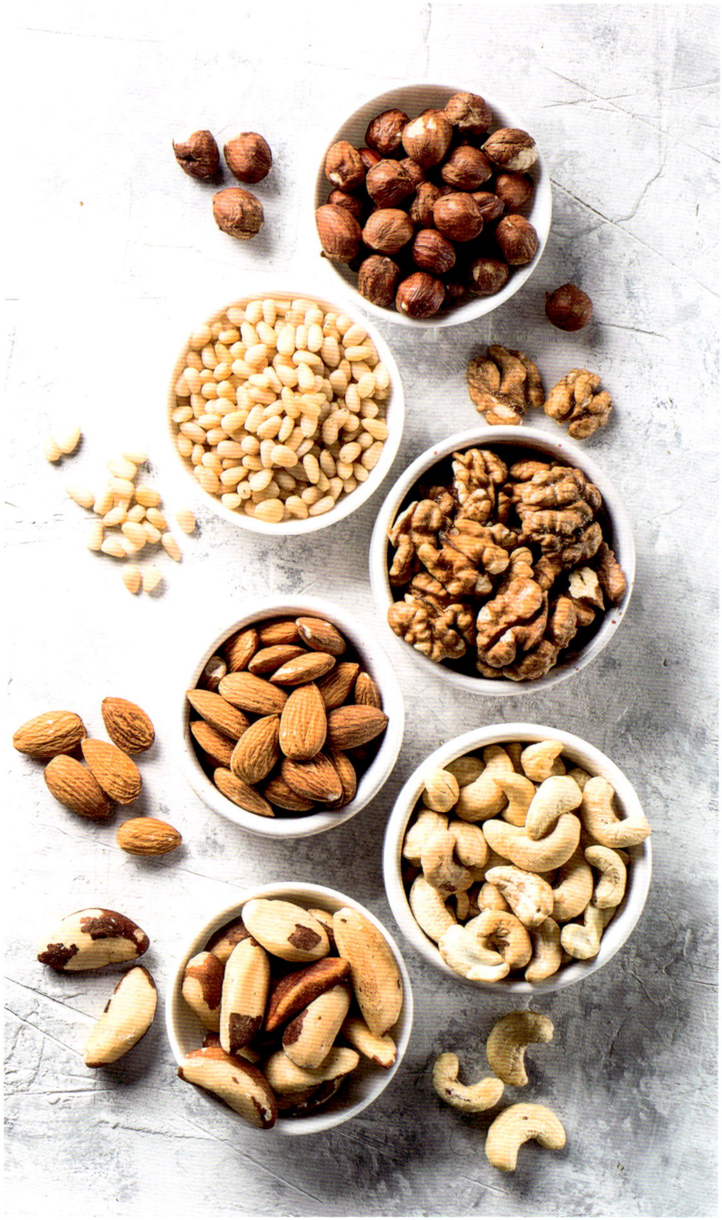

werden. Nach dem Einweichen sollten sie unter fließendem Wasser abgespült und am gleichen Tag verzehrt werden. Bei Bedarf kann man Nüsse, Samen und Kerne in einem speziellen Dörrautomaten oder im Backofen bei 40 bis maximal 50 °C zur Haltbarmachung trocknen.

Eine kleine Handvoll eignet sich sehr gut als Snack zwischendurch oder als Topping für Müsli und Salat. Mehr sollte es allerdings nicht sein, da Nüsse, Samen und Kerne fettreich sind und in hohen Mengen die Leber belasten können.

Darauf sollten Sie achten

Nussallergiker sollten auf den Verzehr der entsprechenden Nussarten verzichten. Neben Allergenen enthalten Nüsse, Samen und Kerne auch Lektine und Phytinsäuren, die eine bereits geschädigte Darmschleimhaut irritieren können. Durch das vorherige Einweichen über Nacht und Spülen in Wasser kann die Konzentration darmreizender Stoffe reduziert und die Verdaulichkeit verbessert werden.

Achten Sie beim Kauf auf gute Bioqualität und prüfen Sie die Zutatenliste, damit die entsprechenden Nüsse, Samen oder Kerne auch zu 100 Prozent enthalten sind. Manche Anbieter strecken beispielsweise Mus-Produkte mit Palmöl, anderen Ölen und Zusätzen.

Verzichten sollten Sie auf gesalzene, gezuckerte oder geröstete Produkte, da sie kaum noch wertvolle Nährstoffe enthalten, Zusätze enthalten, eine ungesündere Fettssäurezusammensetzung aufweisen und dadurch Entzündungen fördern können.

Chiasamen

Dieser Samen ist reich an alpha-Linolensäure. Die hochwertige, mehrfach ungesättigte Omega-3-Fettsäure ist für ihre entzündungshemmende Wirkung bekannt. Zudem enthalten Chiasamen wertvolles Eiweiß, Ballaststoffe, antioxidativ wirkende sekundäre Pflanzenstoffe, erhebliche Mengen an Magnesium, Kalzium, Zink, Kupfer, Eisen sowie die Vitamine B_1 und B_3, die

Entzündungsprozesse reduzieren und die Stoffwechselfunktionen der Haut unterstützen.

Ich esse Chiasamen im Müsli oder in Form von Pudding, für den ich den Samen über Nacht beispielsweise in Pflanzenmilch im Kühlschrank quellen lasse und am nächsten Tag mit einer Prise Ceylon-Zimt und frischem Obst genieße.

Erdmandeln

Die Erdmandel, die auch Tigernuss oder Chufas genannt wird, ist keine Nuss, sondern gehört zur Gattung der Zypergräser. Sie ist reich an verdauungsfördernden Ballaststoffen, Eiweiß, entzündungshemmenden Fettsäuren sowie Kalium, Kalzium, Phosphor, Magnesium, Vitamin E und dem sekundären Pflanzenstoff Rutin. Dieser ist dafür bekannt, Entzündungen zu reduzieren. Erdmandeln haben einen leicht nussigen Geschmack und sind ein optimaler Snack für unterwegs oder auch als Topping auf Suppen und Müsli geeignet. Beachten Sie die Verpackungshinweise: Da Erdmandeln sehr hart sein können, müssen sie oftmals vor dem Verzehr eingeweicht werden.

Flohsamen

Flohsamen fördern die Darmgesundheit.

Sie gelten als traditionelles Heilmittel, vor allem aufgrund ihrer positiven Wirkung auf die Darmgesundheit: Insbesondere Flohsamenschalen sind reich an Ballaststoffen und enthalten viele gute Schleimstoffe. Durch die hervorragenden Quelleigenschaften werden die Darmbewegungen gefördert, das Stuhlvolumen erhöht und Stoffwechselendprodukte bzw. Giftstoffe können besser gebunden und ausgeschieden werden. Flohsamen eignen sich gut als Zutat in Müslis, Smoothies oder Joghurt.

Hanfsamen

Der Samen der Hanfpflanze ist besonders reich an Nährstoffen, insbesondere an entzündungshemmenden und hautaufbauenden Stoffen. Dazu zählen die Omega-3- und Omega-6-Fettsäuren, die im Hanfsamen in einem für den menschlichen Organismus idealen Verhältnis von 3:1 vorliegen – je mehr die Waage Richtung Omega 6 kippt, umso mehr werden die Schutzmechanismen, auch die der Haut, negativ beeinträchtigt. Beide Fettsäuren gehören zu den lebensnotwendigen, mehrfach ungesättigten Fettsäuren, die über die Nahrung aufgenommen werden müssen. Neben ihrer Funktion beim Zellaufbau der Haut spielen sie eine entscheidende Rolle bei der Regulierung von Entzündungsprozessen im Körper.

Kalzium, Kalium, Magnesium, Schwefel, Eisen und die Vitamine A, B, C, D und E stecken auch im Hanfsamen, der zu den raren Lebensmitteln gehört, die alle für den Menschen essenziellen Aminosäuren enthalten. Ich verwende Hanfsamen als Zutat in Salaten, Müslis oder als Topping auf Brot.

Leinsamen

Leinsamen sind reich an entzündungshemmenden Omega-3-Fettsäuren sowie Eiweiß, Ballaststoffen, Schleimstoffen, Mineralstoffen und Vitaminen. Sie enthalten zudem Lignane, das sind sekundäre Pflanzenstoffe, die über hohe antioxidative und entzündungshemmende Wirkung verfügen. Weitere Inhaltsstoffe sind zellschützendes Vitamin E sowie die Vitamine B_1, B_2 und B_6, die die Immunabwehr und den Hautaufbau unterstützen.

> Leinsamen sind reich an entzündungshemmenden Lignanen.

Wer selten Fisch isst oder ganz darauf verzichtet, sollte regelmäßig Leinsamen in geschroteter Form verzehren, um eine gute Versorgung mit Omega-3-Fettsäuren zu gewährleisten. Ganze Leinsamen kann der Körper nicht verwerten. Da Leinsamen geringe Mengen des giftigen Pflanzenstoffs Blausäure enthalten, sollte man täglich maximal dreimal 15 Gramm davon zu sich nehmen.

Kürbiskerne

Diese Kerne sind vollgepackt mit immunstärkenden, entzündungshemmenden und hautaufbauenden Stoffen wie ungesättigten Fettsäuren, Eiweiß, Vitamin E, Zink, Magnesium, Eisen und Selen. Sie eignen sich optimal als Zutat in Salaten, Müslis oder auch als Suppeneinlage.

Mandeln

Hohe Mengen an zellschützendem Vitamin E machen Mandeln zu einem entzündungshemmenden Snack.

Mandeln enthalten eine Vielzahl an ungesättigten Fettsäuren, sekundären Pflanzenstoffen, Mineralstoffen wie Magnesium, Kalzium, Zink, Mangan und Kupfer sowie hohe Mengen der Vitamine B und E, die immunstärkend, entzündungshemmend, zellschützend und hautaufbauend wirken. Außerdem sind Mandeln eine sehr gute Quelle für verdauungsfördernde Ballaststoffe. Ich esse sie pur oder in Form von Mandelmus in Müslis oder als Snack zwischendurch.

Paranüsse

Paranüsse enthalten einfach und mehrfach ungesättigte Fettsäuren, Eiweiß, Vitamine und Mineralstoffe sowie besonders viel Selen. Das Spurenelement unterstützt die Abwehr freier Radikale und kann somit die Hautzellen vor schädlichen Einflüssen schützen. Das wiederum reduziert Entzündungen und stärkt die Immunabwehr. Bereits eine Nuss kann weit mehr als den täglichen Selenbedarf decken. Es sollten nicht mehr als zwei Nüsse am Tag verzehrt werden.

Sonnenblumenkerne

Auch sie gehören zu den Kraftpaketen und enthalten beispielsweise beträchtliche Mengen an B-Vitaminen und Vitamin A, die zahlreiche Stoffwechsel- und Reparaturprozesse der Haut fördern. Außerdem weisen sie nennenswerte Mengen an den Vitaminen D, K und E auf, die das Immunsystem unterstützen und antioxidativ wirken. Sonnenblumenkerne sind auch sehr gute Magnesium- und Eiweißlieferanten und tragen damit zur Reduktion von entzündlichen Prozessen und zur Unterstützung des Hautaufbaus bei.

Walnüsse

Sie zählen aufgrund ihrer antioxidativen Eigenschaften zu den gesündesten Lebensmitteln: Mit ihren hohen Mengen an entzündungshemmenden und zellschützenden Stoffen unterstützen sie die Hautbarriere und Zellregeneration. Die in Walnüssen enthaltenen Omega-3- und Omega-6-Fettsäuren stehen im guten Verhältnis von 1:4 zueinander, was noch als ausgewogen gilt. Darüber hinaus enthalten sind sekundäre Pflanzenstoffe, zellschützendes Vitamin E wie auch Folsäure, Kalium, Zink, Magnesium, Eisen und Kalzium.

Walnüsse sind wahre Superfoods.

Pflanzenöle

Öle pflanzlicher Herkunft sind besonders reich an Omega-3- und Omega-6-Fettsäuren. Diese unterstützen – sofern sie im ausgewogenen Verhältnis zueinander vorliegen – zahlreiche Stoffwechselfunktionen: Sie dienen als Baustoff für die Zellen, ermöglichen die Aufnahme der fettlöslichen Vitamine A, D, K und E und sind Teil des körpereigenen Entzündungsschutzes. Besonders empfehlenswert sind Öle aus Kaltpressung wie Hanf-, Lein-, Schwarzkümmel-, Oliven- und Walnussöl.

Auch Pflanzenöle liefern reichliche entzündungshemmende Fettsäuren.

Aufgrund ihrer unterschiedlichen Herstellung haben Pflanzenöle auch unterschiedliche charakteristische Eigenschaften. Für alle kalt-gepressten Öle gilt jedoch in der Regel, dass sie nur in der kalten Küche Verwendung finden sollten. Je reichhaltiger das Öl an mehrfach ungesättigten Fettsäuren ist, umso weniger Hitze verträgt es. Ich verwende daher zum Kochen Kokosöl, da es im Unterschied zu den genannten anderen Pflanzenölen hoch erhitzbar ist.

Darauf sollten Sie achten

Naturbelassene Pflanzenöle oxidieren recht schnell und werden damit ungenießbar. Sie sollten kühl und dunkel aufbewahrt und innerhalb weniger Wochen nach Öffnung aufgebraucht werden. Trotz ihrer positiven Eigenschaften für die Haut sollten Öle generell sparsam verwendet werden, insbesondere wenn Ihr Speiseplan weitere fetthaltige Lebensmittel wie Nüsse, Avocados oder Produkte tierischer Herkunft enthält. Wir benötigen nur geringe Mengen an Fetten, um von den gesundheitlichen Vorteilen bei Neurodermitis profitieren zu können.

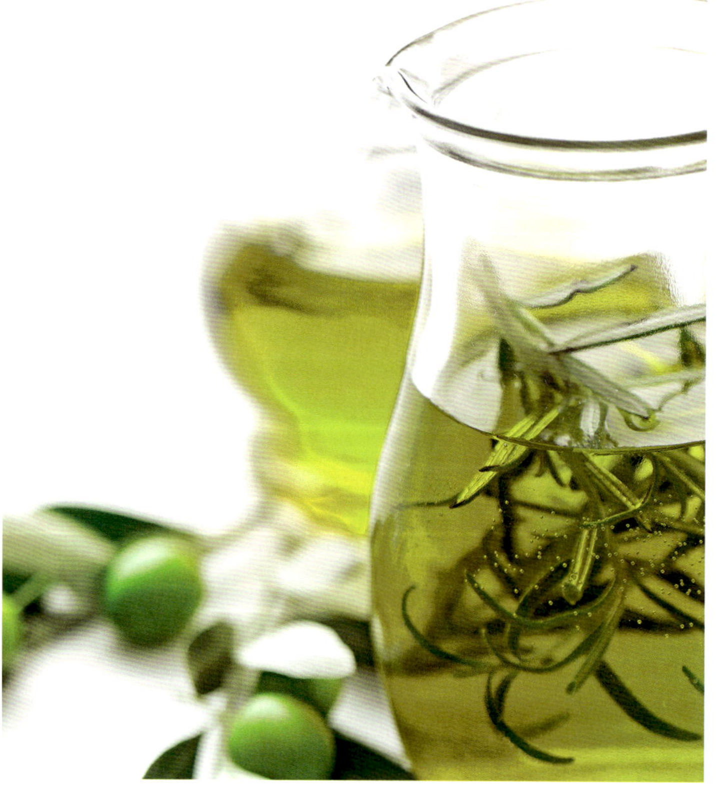

Olivenöl ist besonders reich an entzündungshemmenden Omega-3-Fettsäuren.

Kräuter und Gewürze

Kräuter und Gewürze verfeinern nicht nur unsere Speisen, sie verfügen auch über eine erstaunliche Heilkraft. Dafür verantwortlich sind bioaktive Pflanzenstoffe, die die Pflanzen vor Schädlingen schützen – und die auch unsere körpereigene Abwehrfunktion stärken. Außerdem sind sie antioxidativ wirksam.

Kräuter und Gewürze sind nicht nur gesund. Sie sind so aromatisch, dass wir unsere Gerichte automatisch weniger salzen. Und auch auf Zucker zu verzichten fällt uns leichter, wenn eine Speise gut gewürzt ist.

Darauf sollten Sie achten

Kräuter und Gewürze sollten Sie generell sparsam verwenden, da sie in hohen Mengen Übelkeit, Bauchschmerzen und allergische Reaktionen hervorrufen können.

Basilikum

Basilikum gehört schon lange zu den Klassikern in der mediterranen Küche – ob zu Tomaten und Salat oder als Zutat in einem frischen Kräuterpesto. Basilikum enthält zahlreiche Vitamine und Mineralien wie Vitamin A, B-Vitamine, Kalium, Magnesium und Kalzium sowie sekundäre Pflanzenstoffe, die unserer Haut als Schutzschild vor schädlichen Einflüssen dienen. Hierzu zählen vor allem Lutein, Zeaxanthin und Betacarotin, aber auch ätherische Öle wie Kampfer, Anethol, Gerbsäure und Saponine, die eine antibakterielle und entzündungshemmende Wirkung aufweisen.

Brennnessel

Ihr Nesselgift macht sie nicht überall beliebt, dennoch hat die Brennnessel ihren festen Platz in der traditionellen Küche. Aus gutem Grund: Sie enthält viele gesunde Nährstoffe und hilft uns bei zahlreichen gesundheitlichen Beschwerden – darunter entzündliche Gelenk- und Darmerkrankungen, Blasenprobleme und auch Neurodermitis. Ihre Blätter enthalten hohe Mengen des grünen Pflanzenfarbstoffs Chlorophyll, einem starken Antioxidans, das u. a. für seine entzündungshemmende, antibakterielle, immunstärkende und ausleitende Wirkung bekannt ist. Die Brennnessel ist proteinreich und enthält Vitamin C, Kalzium, Eisen, Gerb- und Bitterstoffe sowie Enzyme und Kieselsäure und wirkt damit hautregenerierend. Ihre harntreibende Wirkung unterstützt unsere körpereigenen Entgiftungsfunktionen. Die Blätter sammle ich im Sommer gerne in abgelegenen Wäldern und verarbeite sie dann zu Smoothies oder bereite mir einen Tee daraus.

Brennnessel-Smoothie

1 Handvoll Brennnesselblätter
2 Tassen frische oder gefrorene Mangostücke
2 Tassen eiskaltes Wasser

Alle Zutaten im Mixer pürieren und sofort genießen.

Dill

Das gesunde Heilkraut enthält eine Fülle an hautgesunden Mikronährstoffen wie die Vitamine A und C, Carotinoide, Kalium, Phosphor, Schwefel sowie Flavonoide, die als Antioxidans wirken, die Zellen schützen und Entzündungen vorbeugen. Traditionell wird Dill zur Unterstützung des Immunsystems, bei Schlaflosigkeit und bei Magenbeschwerden eingesetzt. Ich verwende ihn in Salaten und als Topping zu einer Vielzahl warmer Gerichte.

Koriander

Er gehört zu den weltweit am häufigsten verwendeten Kräutern und wird wegen seines zitronig-blumigen Geschmacks besonders in der asiatischen Küche geschätzt. Blätter und Samen sind reich an antioxidativ sowie antimikrobiell wirkenden und entzündungshemmenden Stoffen. Koriander enthält hohe Anteile an ätherischen Ölen wie Linalool, Limonen und Geraniol, organische Säuren, Flavonoide und viele Vitamine und Mineralien wie Vitamin C, E, K, Mangan und Magnesium. Koriander wird bei entzündlichen Gelenkerkrankungen, Blutarmut, Verdauungs- und Menstruationsbeschwerden sowie bei Hauterkrankungen wie Ekzemen und Hautpilzen eingesetzt. Ich verwende Koriander als gesundes Superfood zur Aufwertung von Gerichten. Das Kraut eignet sich u. a. als Zutat in asiatisch gewürzten Gerichten oder als Topping auf Salaten.

Moringa oleifera

Moringa oleifera stammt ursprünglich aus Indien und gilt im Ayurveda aufgrund des Nährstoffreichtums und der einzigartigen Wirkung als Wunderbaum. Seine Blätter sind reich an Eiweiß, Vitaminen, Mineralstoffen, Spurenelementen, Omega-3- und Omega-6-Fettsäuren und einer Vielzahl sekundärer Pflanzenstoffe. Doch auch Samen, Blüten, Früchten und den Wurzeln werden zahlreiche gesundheitsfördernde Eigenschaften zugeschrieben. In der traditionellen Heilkunde werden Moringa-Blätter bei einer Vielzahl von Erkrankungen eingesetzt. Hierzu gehören Infektionen, Diabetes Typ 2, Bluthochdruck und entzündliche Krankheiten. Die Pflanze soll gegen krankheitserregende Bakterien, Viren und Pilze wirken, das Immunsystem stärken und Entzündungen reduzieren. Ich nutze Moringa in getrockneter Form aus ökologischem Anbau und gebe es als Topping auf herzhafte Speisen und in meine Smoothies.

Moringa oleifera gilt aufgrund seiner hohen Nährstoffdichte als Baum des Lebens.

Oregano

Die Mittelmeerpflanze findet vor allem in der mediterranen Küche Verwendung. Oregano ist reich an Nährstoffen wie den Vitaminen A, C, E sowie an Kalzium, Eisen, Magnesium, Kalium und Zink, die förderlich für den Hautstoffwechsel sind. Außerdem enthält es ätherische Öle wie Thymol und Carvacrol sowie Gerbstoffe, Bitterstoffe und andere sekundäre Pflanzenstoffe, die antioxidative, entzündungshemmende und schmerzstillende Eigenschaften aufweisen. Aufgrund seiner antibakteriellen Wirkung gilt das Kraut als natürliches Antibiotikum. Es soll auch Viren in Schach halten, die Darmgesundheit und das Immunsystem stärken. Frischer oder getrockneter Oregano eignet sich hervorragend für Gemüsegerichte oder zur Verfeinerung von Salaten.

Petersilie

Petersilie ist besonders kaliumreich und ein vielseitiges Heilkraut.

Das beliebte Kraut wird traditionell u. a. zur Vitalisierung der Lebenskräfte, Förderung der Immunabwehr und zur Entgiftung eingesetzt. Es ist reich an Vitaminen und Mineralstoffen, insbesondere an den Vitaminen K, A, C und der B-Gruppe. Dazu kommen Kalium, Kalzium, Kieselsäure und Magnesium, die antioxidative Eigenschaften haben und den Aufbau neuer Hautzellen unterstützen. Darüber hinaus enthält Petersilie zahlreiche sekundäre Pflanzenstoffe wie Flavonoide und Carotinoide, die entzündungshemmend wirken. Petersilie passt zu fast allen deftigen Speisen, zum Beispiel als Topping auf warmen Gerichten, in Salaten oder auf Saatenbrot mit Avocado.

Rosmarin

Das duftende, immergrüne Kraut aus dem Mittelmeerraum kommt auch bei uns in der Küche zum Einsatz. Naturheilkundlich wird es zur körperlichen Kräftigung, Stärkung des Immunsystems und Förderung der Verdauungsfunktionen verwendet. Rosmarin enthält Eisen, Kalzium und die Vitamine A, C und B_6.

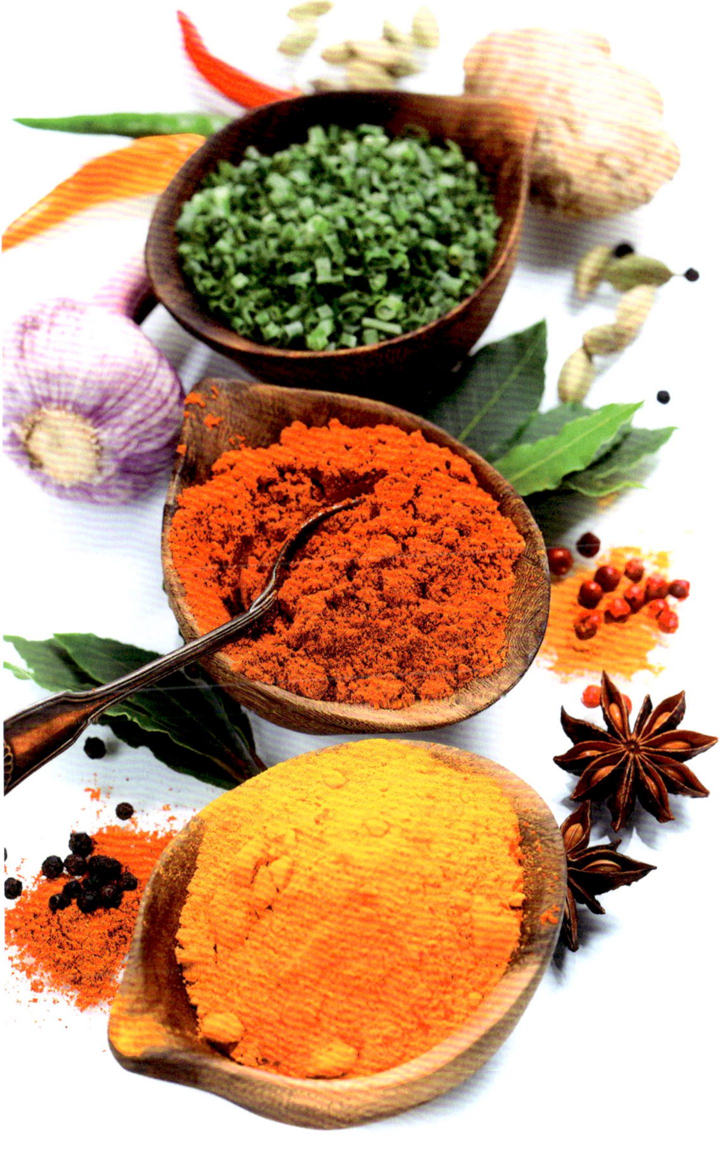

Kräuter und Gewürze sind reich an bioaktiven Pflanzenstoffe, die unsere körpereigene Abwehr stärken.

Darüber hinaus liefert er eine Vielzahl an sekundären Pflanzenstoffen: ätherisches Öl mit Terpenen wie Cineol und Kampfer, Gerbstoffe mit Rosmarinsäure, Flavonoide sowie Glykoside, die antioxidativ und antientzündlich wirken. Rosmarin eignet sich zum Würzen von Gemüsegerichten und gibt auch Fleisch eine feine Note.

Thymian

Thymian ist prall gefüllt mit Vitaminen, Mineralien und sekundären Pflanzenstoffen wie Kalzium, Eisen, Mangan und den Vitaminen A, B_6 und C. Seine bioaktiven Pflanzenstoffe Thymol, Eugenol und Carvacrol unterstützen das körpereigene Abwehrsystem und sind daher besonders hilfreich bei Erkältungskrankheiten. Durch seine antioxidative, antibakterielle und antientzündliche Wirkung ist Thymian auch eine optimale Hautpflege von innen – ob in Gemüse- oder Kräutersaucen, Suppen oder in Pilzgerichten. Gelegentlich trinke ich ihn auch als Tee.

Bockshornkleesamen

Als Gewürz und Heilmittel haben diese Samen eine lange Tradition in asiatischen und arabischen Ländern. Besonders geschätzt werden sie für ihre antibakterielle, entzündungshemmende und reizlindernde sowie zellschützende und schmerzlindernde Wirkung. Die in Bockshornklee enthaltenen Pflanzenstoffe wie Flavonoide, Saponine und Schleimstoffe haben eine positive Wirkung auf die Hautgesundheit bei Neurodermitis. Ich füge die kleinen goldenen Samen beispielsweise indischen Gerichten mit Kichererbsen, Linsen oder Gemüse hinzu.

Ceylon-Zimt

Das beliebte Gewürz verleiht nicht nur Weihnachtsgebäck einen guten Geschmack, sondern ist auch gesund. Es wirkt antioxidativ, entzündungshemmend, antimikrobiell und wird traditionell zur Stabilisierung des Blutzuckerspiegels angewendet. Es gibt zwei Hauptarten von Zimt, Cassia und Ceylon, die unterschiedliche Inhaltstoffprofile aufweisen. Ceylon-Zimt ist hochwertiger und enthält vergleichsweise nur sehr geringe Mengen an Cumarin – dem Aroma- und Duftstoff im Zimt, der in hohen Dosen als leberschädigend gilt. Zimt passt in fast alle selbst gemachten süßen Speisen wie Müslis, Haferflocken-Kekse (siehe Seite 50) oder auf Apfelscheiben mit Mandelmus.

Gewürznelke

Nelken sind die getrockneten Blüten des Nelkenbaums. Sie werden in der Naturmedizin als Schmerzmittel bei Zahnschmerzen, als natürliches Antibiotikum zur Immunabwehr und bei Magen-Darm-Beschwerden angewendet. Gewürznelken sind reich an Antioxidantien und gelten als eine der stärksten Radikalfänger. Damit sind sie eine sehr gute Unterstützung zum Schutz der Zellen vor oxidativem Stress. Die kleinen Knospen enthalten besonders hohe Mengen an Eugenol, einem ätherischen Öl, das antivirale, antibakterielle, pilztötende und ebenfalls zellschützende Eigenschaften aufweist. Nicht zu vergessen den sekundären Pflanzenstoff Beta-Caryophyllen, der entzündungshemmend wirkt. Das duftende Gewürz passt gut zu Rotkohl, indischen Currys oder Selbstgebackenem.

Die Gewürznelke gilt als eines der stärksten Antioxidantien.

Ingwer

Die beliebte Wurzel ist seit Langem insbesondere in der asiatischen Küche bekannt. In der traditionellen Heilkunde wird Ingwer bei Entzündungen, bei Magen-Darm-Beschwerden und zur Unterstützung der Immunabwehr angewendet. Seine Wurzeln enthalten Gingerole, die für seine Schärfe verantwortlich sind und eine stark entzündungshemmende und immunstärkende Wirkung haben. Diese sind für das Antientzündungsprogramm bei Neurodermitis unverzichtbar. Ingwer ist ein starker Radikalfänger und eignet sich als Gewürz für fast alle Gemüsegerichte oder Linsencurrys. Ich gebe frischen Ingwer oft in mein Wasser oder bereite mir Tee daraus zu: Einfach zwei bis drei Scheibchen frischen Ingwer mit heißem Wasser aufgießen und zehn Minuten ziehen lassen.

Knoblauch

Knoblauch gilt als Tausendsassa unter den Heilpflanzen.

Die würzig scharfe Knolle wurde schon bei den alten Ägyptern für ihre Wirkungen geschätzt und zählt heute zu den am besten untersuchten Heilpflanzen weltweit. Sie gilt als natürliches Antibiotikum, zeichnet sich durch antioxidative, antibakterielle und entzündungshemmende Eigenschaften aus, fördert die Blutzirkulation und senkt den Blutdruck. Diese gesundheitsfördernden Effekte werden vor allem der enthaltenen Schwefelverbindung Alliin zugeschrieben, die beim Zerkleinern in Allicin umgewandelt wird. Knoblauch ist darüber hinaus reich an den Vitaminen A, C, E, B_1, B_2, B_6 und Folsäure sowie an Mineralstoffen und Spurenelementen wie Magnesium, Kalium, Eisen und Zink. Damit unterstützt er die Hautgesundheit und stärkt unser Immunsystem. Knoblauch passt als Zutat zu fast allen deftigen Speisen, Dips und Salatdressings.

Kurkuma

Kurkuma hat stark entzündungshemmende Eigenschaften.

Die goldgelbe Knolle, auch Gelbwurz genannt, ist mit dem Ingwer verwandt und findet vor allem als Gewürz in der asiatischen und indischen Küche Verwendung. Sie verleiht beispielsweise Currys ihre gelbe Farbe und den besonderen Geschmack. Menschen mit Neurodermitis profitieren von seiner entzündungshemmenden und antioxidativen Wirkung. Die Eigenschaften von Kurkuma werden vor allem dem enthaltenen Pflanzenstoff Curcumin zugeschrieben, der allerdings nur eingeschränkt vom Körper aufgenommen werden kann. In Verbindung mit Pfeffer verbessert sich die Aufnahmefähigkeit. Mischen Sie daher beide

Gewürze, ob als Zutat in Salaten oder warmen Gerichten mit Gemüse oder Hülsenfrüchten.

Zwiebel

Sie ist eine der bekanntesten Heilpflanzen und gilt als wahrer Alleskönner, denn die Zwiebel enthält wertvolle Stoffe wie entzündungshemmendes Quercetin, das auch Allergiesymptome reduzieren kann und als wirksamer Zellschutz fungiert. Des Weiteren liefert sie uns, wie auch Knoblauch oder andere Lauchgewächse, Alliin. Zudem versorgt uns die Zwiebel mit den Vitaminen C, B_6, Biotin sowie Kalium. Ihre gesundheitsfördernden sekundären Pflanzenstoffe haben antioxidative, antibakterielle, immunstärkende und entzündungshemmende Wirkung auf die Haut. Die Zwiebel eignet sich sehr gut als Geschmacksgeber für deftige Speisen. Als Zutat in Salaten sind rote Zwiebeln empfehlenswert, da sie etwas milder als die klassische weiße Gemüsezwiebel sind. Die rote Variante ist nicht zuletzt reich an antioxidativ wirksamen Anthocyanen – Pflanzenstoffe, welche ihr auch die Farbe verleihen.

Die Versorgung mit Flüssigkeit

Sie wissen sicherlich, dass unser Körper zu rund 60 Prozent aus Wasser besteht, es ist die Voraussetzung für einen gesunden Stoffwechsel und wichtige Entgiftungsprozesse. Wasser regelt außerdem unsere Körpertemperatur, und zwar nicht nur im Sommer, wenn wir viel schwitzen. Trinken wir zu wenig, schadet das unseren Organen. Außerdem benötigen wir ausreichend Flüssigkeit für Gehirn, Schleimhäute, Verdauung und Nieren. Und auch unsere Haut profitiert vom Wassertrinken. Ausreichend durchfeuchtet zu sein, ist für die Stoffwechselprozesse der Haut und den Transport von Nährstoffen zu den Zellen unerlässlich.

Unser Flüssigkeitsbedarf ist individuell und von verschiedenen Faktoren wie körperliche Aktivität und Außentemperaturen

Rund zwei Liter Flüssigkeit sollten Erwachsene täglich aufnehmen.

abhängig. Ein guter Richtwert für einen Erwachsenen liegt bei zwei Litern täglich, bei Kindern bis zehn Jahren ist es ein Liter. Stilles Wasser, ungesüßte Tees sowie wasserreiche Früchte wie Gurken und Wassermelonen sind optimal für eine gesunde Flüssigkeitszufuhr.

Diese Lebensmittel besser meiden

Bei Neurodermitis sollten Sie hoch verarbeitete, industriell hergestellte Lebensmittel von Ihrem Einkaufszettel streichen. Überwiegend handelt es sich dabei um Fast Food, Fertiggerichte, Snacks, Softdrinks, Süßigkeiten, Knabbergebäck, zusammengesetzte Fleisch- und Wurstprodukte oder Tiefkühlgerichte wie Pizza und Eis. Diese Lebensmittel sind zugegebenermaßen praktisch, schmecken oft gut und sind auch noch lange haltbar. Neben zu viel Zucker enthalten sie aber auch häufig zu viel Salz und zumeist eine Vielzahl an Zusatzstoffen, die zur Konservierung, der Farbe, der Konsistenz und dem Geschmack dienen. Darüber hinaus enthalten sie oftmals Transfette, die bei starker Erhitzung von pflanzlichen, ungesättigten Fettsäuren entstehen und neben ihrer entzündungsfördernden Wirkung in Verdacht stehen, Herz-Kreislauf-Erkrankungen zu fördern.

Zusätze wie Konservierungs-, Farb- und Geschmacksstoffe können die Körperabwehr schwächen.

Während des Herstellungsprozesses und der Zubereitung solcher Nahrungsmittel können zudem weitere gesundheitsschädigende Substanzen wie Acrylamid entstehen, das sich insbesondere bei starkem Erhitzen von stärkehaltigen Produkten bildet. Wertvolle Nähr- oder Ballaststoffe sind dagegen in hoch verarbeiteten Produkten kaum noch vorhanden.

Zucker

Ganz oben auf der Liste der entzündungsfördernden Stoffe steht Zucker. Viele konsumieren ihn tagtäglich in Form von schnell verdaulichen Weißmehlprodukten (siehe auch Seite 71), Kuchen, Schokolade und Süßigkeiten sowie als Softdrink und anderes

Süßgetränk. Zu viel Zucker in unserer Nahrung kann jedoch zu zahlreichen chronischen und vor allem entzündlichen Erkrankungen führen. Gerade bei der chronisch-entzündliche Hauterkrankung Neurodermitis können sich die Symptome verstärken und neue Schübe ausgelöst werden.

Ein zu hoher sowie regelmäßiger Konsum von Zucker führt zu einem anhaltend hohen Blutzucker- und Insulinspiegel, was immer mit einer erhöhten Entzündungsreaktion einhergeht. Im Laufe der Zeit werden die Zellen immer resistenter gegen das Insulin und die Entstehung eines Diabetes Typ 2 wird begünstigt.

Zu viel Zucker kann den Körperfettanteil – insbesondere des in der Bauchhöhle liegenden Fettes – erhöhen. Dieses Viszeralfett produziert Entzündungsbotenstoffe, die kleine Schwelbrände im ganzen Körper fördern können.

Wenn Zucker sich mit körpereigenem Eiweiß oder Fetten verbindet, entstehen schädliche Stoffe, die als Advanced Glycation Endproducts (AGEs) bezeichnet werden. Bildhaft kann man es sich wie ein Karamellisieren wichtiger Zellbestandteile vorstellen. Zu viele AGEs fördern Entzündungsprozesse, schädigen Gefäße und verschlechtern die Durchblutung.

Außerdem leidet die Darmgesundheit unter dauerhaft hohen Zuckermengen. Sowohl die Darmschleimhaut als auch die Zusammensetzung der Darmbakterien können beeinträchtigt werden, wodurch es zu einer Erhöhung an Entzündungsstoffen im Körper kommen kann.

Zucker ist nicht nur in Süßigkeiten, Desserts oder Limonaden enthalten, sondern auch eine Zutat in vielen industriell verarbeiteten Lebensmitteln, in denen er weniger vermutet wird. Beispiele dafür sind Soßen, Dressings, Senf, Joghurt und scheinbar gesunde Nahrungsmittel wie Müsli, Granola oder Teemischungen. Für uns als Verbraucher ist es also gar nicht so leicht, ihn vollständig zu vermeiden. Auf der Zutatenliste können Sie aber auf die zahlreichen Bezeichnungen für Zucker achten: Saccharose,

Lactose, Fructose(-sirup), Glucose(-sirup), Fruchtzucker, Stärkesirup, Karamellsirup, Traubenzucker, Invertzucker(-sirup), Dextrose, Weizendextrin, Maltose oder Maltodextrin. Auch Apfel-, Dattel- und Traubenfruchtsüße, Honig, Rübenzucker, (Roh)-Rohrzucker, Agavendicksaft, Ahornsirup und (Gersten)-Malzextrakt gehören dazu.

Hoher Konsum zuckerhaltiger Lebensmittel kann Heißhunger auslösen.

Ein weiteres Problem: Stark zuckerhaltige Nahrungsmittel aktivieren das Belohnungssystem im Gehirn, wodurch vermehrt das Glückshormon Dopamin ausgeschüttet wird. Es entsteht ein Appetit auf mehr. Der Blutzuckerspiegel steigt rasch an, fällt aber ebenso schnell wieder ab und lässt das Verlangen nach Essen zurückkehren. Heißhungerattacken sind die Folge.

Sollten Sie zu den Menschen gehören, die gerne und viel Süßes essen, rate ich Ihnen, sich Ihre Zuckeraufnahme bewusst zu machen und sie einzuschränken, indem Sie geeignete Ersatzprodukte finden. Schon durch die Reduzierung verarbeiteter Lebens-

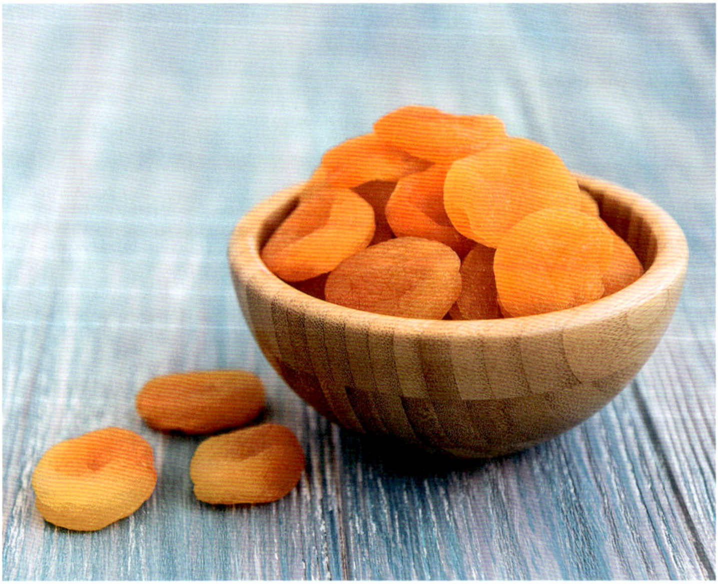

Getrocknete Früchte können, in Maßen genossen, eine gute Alternative zu Zucker und Süßstoffen sein.

mittel und die Zubereitung möglichst frischer Speisen können Sie viel erreichen.

Bitte bedenken Sie, dass als alternative Süßungsmittel oftmals Süßstoffe oder auch Zuckeraustauschstoffe zum Einsatz kommen – beides hoch verarbeitete Stoffe. Zum Süßen eignen sich daher eher natürliche Zutaten wie getrocknete Früchte, reife Bananen oder kleine Mengen an Honig. Diese enthalten zwar auch viel Zucker, gleichzeitig aber auch sehr viele gesundheitsfördernde und entzündungshemmende Stoffe.

Favoriten zum Süßen: Honig, getrocknete Früchte und reife Bananen.

Weißmehlprodukte

Weißmehl ist ein ausgemahlenes, glutenreiches Mehl, meist aus Weizen, bei dem die Schalen und Keimlinge des Korns entfernt wurden. Dadurch gehen wertvolle Ballaststoffe, Vitamine, Mineralstoffe und gesunde ungesättigte Fettsäuren nahezu vollständig verloren. Weißmehlprodukte wie Brötchen, Croissants, Kuchen und Co. werden daher sehr schnell verdaut und in Zucker umgewandelt. Sie erinnern sich: Es kommt dadurch zu entzündlichen Prozessen im Körper. Getreide ist also nicht gleich Getreide – das volle Korn sollte es sein (siehe Seite 47). Setzen Sie daher auf glutenfreie Vollkornprodukte aus Buchweizen, Quinoa, Hirse oder Amaranth.

Alkohol

Viele trinken gerne einmal ein Gläschen Wein zum Essen oder ein Weizen im Biergarten. Fakt ist: Alkohol ist ein Zellgift, das sich negativ auf unsere Gesundheit auswirkt. Er schädigt in größeren Mengen praktisch alle Organe und Systeme unseres Körpers und wirkt sich in vielerlei Hinsicht auch negativ auf unsere Hautgesundheit aus. Alkohol verursacht Entzündungen im Darm und beeinträchtigt die Fähigkeit des Körpers, diese Entzündung zu regulieren. Darüber hinaus weitet Alkohol die Blutgefäße und verstärkt die Durchblutung. Das führt dazu, dass sich die Haut

Regelmäßiger Alkoholkonsum fördert Entzündungen im Darm.

rötet und man schneller schwitzt. Über die Jahre bilden sich Äderchen auf der Haut, vor allem im Gesicht. Außerdem schwächt ein hoher Konsum das Bindegewebe. Auf Dauer verliert die Haut an Spannkraft und Elastizität, wirkt geschwollen und aufgedunsen. Die Faltenbildung wird ebenfalls begünstigt – unter anderem aufgrund der austrocknenden Wirkung des Alkohols. Neben Wasser entzieht Alkohol der Haut jedoch auch wichtige Nährstoffe, die sie für einen frischen Teint benötigt. Auch die natürliche Abwehr der Haut ist geschwächt. Sie reagiert empfindlicher, ist anfälliger für Entzündungen und heilt schlechter. Juckreiz und Schuppung können auftreten. Das Risiko für Hautkrankheiten steigt. Wer bereits unter Erkrankungen wie Neurodermitis, Schuppenflechte, Ekzemen oder Rosazea leidet, riskiert eine Verschlimmerung der Symptome.

Wenn Sie nicht ganz verzichten möchten und Sie keine Histaminintoleranz haben, sollten Sie am besten zu Rotwein greifen. Dieser enthält die antioxidativ wirkenden sekundären Pflanzenstoffe Polyphenole und ist damit zumindest eine bessere Wahl als Weißwein, Bier oder Schnaps.

Tierische Eiweiße

Eiweiße gehören neben Kohlenhydraten und Fetten zu den drei Makronährstoffen, die unser Körper benötigt. Sie dienen der Energiegewinnung, sind am Muskelaufbau und -erhalt beteiligt, stabilisieren Gewebe und sind Teil von Hormonen, Enzymen, Organen und unserem Immunsystem.

Eiweiße bestehen aus Bausteinen, den Aminosäuren, von denen unser Körper 20 braucht, acht aber nicht selbst herstellen kann. Diese müssen über eiweißhaltige Nahrung aufgenommen werden. Sowohl bei einer abwechslungsreichen pflanzenbasierten Ernährung als auch beim Verzehr tierischer Lebensmittel nimmt man alle acht essenziellen Aminosäuren auf. Gesünder ist aus meiner Sicht der Verzehr von Eiweiß pflanzlichen Ursprungs.

Denn pflanzliche Eiweißquellen sind sehr reich an gesundheitsfördernden Substanzen wie Ballaststoffen, sekundären Pflanzenstoffen, Vitaminen und Mineralien. Eiweiße tierischen Ursprungs enthalten zwar eine höhere Menge Aminosäuren und gleichen in der Zusammensetzung dem menschlichen Körperprotein stärker als pflanzliche Eiweiße. Es gibt allerdings tierische Eiweißquellen, auf die viele Menschen – insbesondere Neurodermitiker – allergisch reagieren. Dazu zählen u. a. Schalentiere, Fisch, Hühnereier, Schweinefleisch und Kuhmilchprodukte. Hinzu kommt, dass verarbeitete Fleischprodukte zahlreiche schädliche Stoffe enthalten: hohe Mengen an gesättigten Fettsäuren, Salz, Konservierungsmittel, Geschmacksverstärker sowie Farbstoffe – Substanzen, die nicht gut für unsere Haut sind. Fleisch enthält außerdem Arachidonsäure, aus der im Körper entzündungsfördernde Botenstoffe gebildet werden.

Tierische Produkte können aufgrund bestimmter Eiweißverbindungen Entzündungsschübe provozieren.

Möchte man nicht auf Fleisch verzichten, ist ein reduzierter Verzehr von nicht mehr als 300 Gramm wöchentlich aus nachhaltiger ökologischer Landwirtschaft die bessere Wahl. Kuhmilch und Produkte daraus können Sie durch Milchzubereitungen aus Kokosnüssen oder Mandeln ersetzen. Es gibt aber noch weitere Varianten wie Hafer-, Cashew-, Dinkel-, Reis-, Haselnuss- oder Hanfmilch. Für Gerichte, die eine sahnige Note erhalten sollen, kann man spezielle Kokossahne zum Kochen verwenden, die kaum über Eigengeschmack verfügt.

Auch Fisch enthält hohe Mengen an Eiweiß, liefert darüber hinaus Vitamin D für Haut und Knochen und kann zur Jodversorgung beitragen. Einige Fischsorten sind außerdem reich an Omega-3-Fettsauren, die für ihre gefäß- und herzschützende und insgesamt entzündungshemmende Wirkung bekannt sind. Für Fisch gilt: Mehr als zwei Portionen pro Woche sollten es nicht sein. Achten Sie zudem auf die richtige Sorte. Lachs, Sardellen oder Forellen sind reich an Omega-3 – und wenn sie aus nachhaltigem Fischfang stammen, weniger mit Schwermetallen, Mikroplastik oder auch Parasiten wie Fadenwürmern oder Bakterien belastet.

Beobachten Sie, ob Sie tierische Eiweiße gut vertragen und ob Ihre Haut nach dem Verzehr mit Allergien und Entzündungen reagiert. Ich persönlich habe mich aufgrund der sehr positiven Wirkung auf meine Haut für eine pflanzenbasierte Ernährung entschieden und ergänze Vitamin B_{12} und gelegentlich vegane Omega-3-Fettsäuren, da sich diese Nährstoffe hauptsächlich in tierischen Produkten befinden.

Fasten als Auszeit für den Körper

Fasten hat eine jahrtausendealte Tradition bei vielen Kulturen weltweit.

Wichtiger Bestandteil einer entzündungshemmenden Ernährung ist das Fasten, also der bewusste Verzicht auf feste Nahrungs- und Genussmittel für einen begrenzten Zeitraum. Es hat eine jahrtausendalte Tradition und ist sowohl aus religiösen als auch aus gesundheitlichen Gründen fester Bestandteil vieler Kulturen weltweit. Bereits der griechische Arzt Hippokrates (um 460 bis 370 v. Chr.) empfahl eine der ältesten Therapien in der Medizin: auf Nahrung zu verzichten, um den Heilungsprozess bei Krankheiten zu unterstützen.

In den vergangenen Jahren hat die therapeutische Form des Fastens eine Art Wiederbelebung erfahren, sei es als Unterstützung zur Gewichtsreduktion, zur mentalen Reinigung und für geistige Klarheit oder zur Linderung von Krankheitsbeschwerden. Mittlerweile gibt es zahlreiche Studien, die belegen, dass sich ein zeitlich begrenzter Nahrungsverzicht positiv auf Gesundheit und Wohlbefinden auswirken und danach oft eine bewusstere Auswahl der Lebensmittel möglich werden kann.

Fasten hat sich bei Erkrankungen wie Bluthochdruck, Diabetes Typ 2, Krankheiten des Verdauungssystems oder Autoimmunerkrankungen wie Rheuma als sinnvoll erwiesen. Zudem entfaltet es eine positive Wirkung bei der Behandlung und Vorbeugung von Erkrankungen des Immunsystems, denn durch Fasten kann im Organismus das Entzündungsniveau gesenkt werden. Daher können auch Personen mit Hauterkrankungen wie Neurodermitis davon profitieren.

Durch Fasten wird die sogenannte Autophagie in Gang gesetzt. In dieser Situation des Mangels greift die Zelle auf eigene Ressourcen zurück. Sie baut ab, was nicht benötigt wird, und gewinnt so neue Nährstoffe und Energie. Für die Selbstverdauung zerlegt der Körper abgestorbene Zellbestandteile, fehlstrukturierte Proteine bis hin zu ganzen Zellorganellen, zum Beispiel ältere Mitochondrien. Auch krankhafte oder potenziell krank machende Strukturen sowie eingedrungene Bakterien und Viren werden so entsorgt. Die Autophagie ist ein Prozess der Selbsterhaltung und hat damit eine verjüngende Wirkung auf unsere Haut.

Ist die Autophagie gestört, scheint dies Krankheiten wie Krebs, Diabetes, Alzheimer und Parkinson zu begünstigen.

Während des Fastens werden jedoch auch zahlreiche weitere biochemische Reaktionen ausgelöst. Wenn keine Nahrung mehr von außen zugeführt wird, erfolgt eine schrittweise Umstellung auf die innere Ernährung aus unseren Körperzellen heraus. Zunächst werden die Glykogen- also Zuckervorräte verbraucht. Das dauert ungefähr einen Tag. Dann greift der Körper vorübergehend vermehrt auf Eiweiße zur Energiegewinnung zurück. Er bedient sich dabei u. a. der Eiweißreserven des Verdauungstraktes oder defekter Zellen. Schließlich wird der Fettstoffwechsel aktiviert: Aus Fettzellen werden Ketonkörper gebildet, die nun die notwendige Energie liefern. Der Anteil der Fettverbrennung steigert sich in dieser Phase auf bis zu 95 Prozent. Diese Stoffwechselumstellung kann bei Neurodermitis zu einer Verbesserung der Immunfunktionen und Reduktion der entzündlichen Aktivität führen. Besonders geeignet scheinen dafür Basen-, Intervall- und Heilfasten zu sein.

Heilfasten

Von allen drei Formen ist Heilfasten mit einer Dauer von sieben bis 28 Tagen sicherlich die effektivste. Seine Wirksamkeit ist für chronisch-entzündliche Erkrankungen wie Neurodermitis gut erforscht. Eine der bekanntesten Methoden ist das Buchinger–Heilfasten, benannt nach dem deutschen Arzt und Naturheilkundler Otto Buchinger (1878–1966). Verzehrt wird nur Flüssiges bis ca. 300 Kalorien am Tag, z. B. eine nährstoffreiche Gemüsebrühe oder Säfte.

Ich habe mit Heilfasten, das auch der Gesundheitsprävention dient, eine sehr gute Wirkung für meine Haut erzielen können. Sie zeigte danach deutlich weniger entzündliche Reaktionen. Auch meine Pollen- und Milbenallergie verbesserte sich.

Heilfasten sollte nur unter ärztlicher Aufsicht erfolgen.

Grundsätzlich gilt: Therapeutisches Heilfasten sollte nur unter ärztlicher Aufsicht bzw. in einer Klinik oder darauf spezialisierten Einrichtung erfolgen.

Basenfasten

Unser Blut hat einen basischen pH-Wert und muss unter allen Umständen basisch bleiben, um alle Körperfunktionen aufrechtzuerhalten: Kippt das Verhältnis von Säuren und Basen zugunsten hoher Säurelast, steigt das Risiko für entzündliche Prozesse. Säuren entstehen im Stoffwechsel beispielsweise nach dem Verzehr von Fast Food, Weißmehlprodukten und Industriezucker, Alkohol, aber ebenfalls durch Stress und Ärger.

Basenfasten entsäuert den Körper und bringt ihn in eine gesunde Säure-Basen-Balance.

Basenfasten entsäuert den Körper und bringt ihn in eine gesunde Säure-Basen-Balance. Dabei wird nicht auf Nahrung verzichtet, die Ernährung wird vielmehr gezielt auf überwiegend pflanzliche Lebensmittel umgestellt, die viele Vitamine, Mineralstoffe, Ballaststoffe und sekundäre Pflanzenstoffe liefern. Auf diese Weise wird die bestehende Säurelast reduziert und das Entzündungsniveau in den Körperzellen gesenkt. Basenbildende Lebensmittel sind beispielsweise Gemüse, Obst, bestimmte Nussarten, aber auch hochwertige Öle wie Lein-, Oliven- oder Rapsöl.

Die Wirksamkeit von Heilfasten ist für chronisch-entzündliche Erkrankungen wie Neurodermitis gut erforscht.

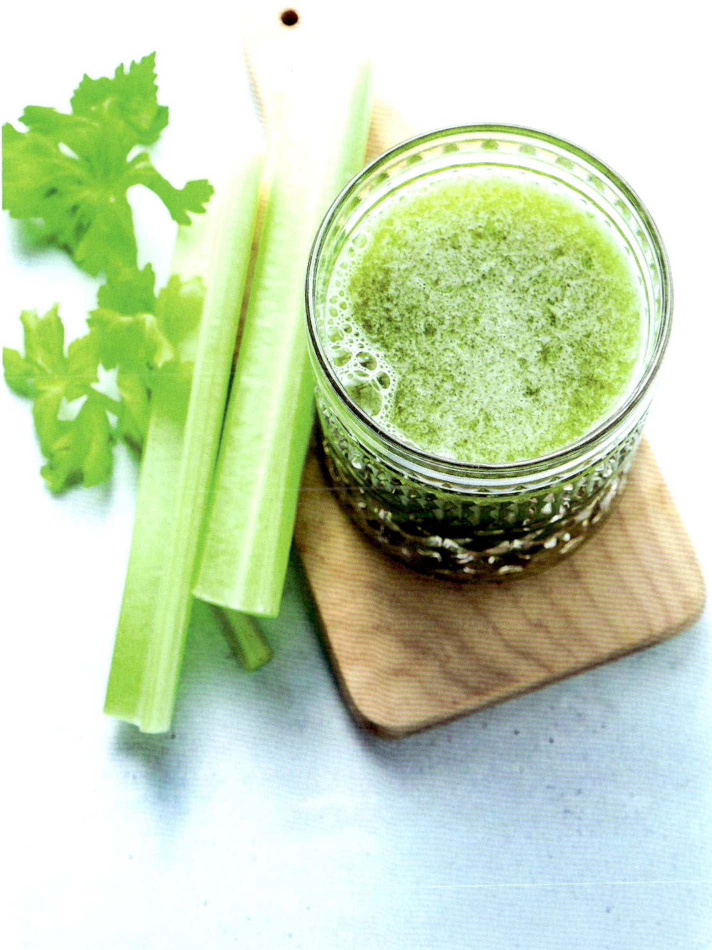

Intervallfasten

Die Methode des Intervallfastens gestattet einen flexiblen Einsatz im Alltag.

Intervallfasten bietet die Möglichkeit, den gesundheitlichen Nutzen des Fastens in den Alltag zu integrieren. Dazu gibt es unterschiedliche Konzepte, bei denen entweder stunden- oder tageweise auf Nahrung verzichtet wird. Eine übliche Methode ist die 16:8-Variante. Bei diesem Ansatz isst man jeden Tag innerhalb eines achtstündigen Zeitfensters und fastet die restlichen 16 Stunden. Wann die Essensphase startet, kann nach den eigenen Vorlieben und Anforderungen entschieden werden. Der Vorteil hierbei ist, dass unsere Schlafphase in die 16-stündige Fastenzeit fällt. Es empfiehlt sich, danach gleich weiter zu fasten – also das Frühstück auszulassen oder später einzunehmen, z. B. kann man um zehn Uhr mit der ersten Mahlzeit starten und verzehrt die letzte bis 18 Uhr.

Eine andere Methode besteht darin, die Kalorienaufnahme an bis zu zwei Tagen pro Woche auf jeweils 500 Kalorien zu begrenzen und ansonsten wie gewohnt zu essen. Wer es noch intensiver mag, kann auch nach der 1:1-Variante einen Tag fasten, einen Tag normal essen, einen Tag fasten, einen Tag normal essen und so weiter. Ich bin vom Intervallfasten überzeugt und praktiziere es, soweit es mir möglich ist, fast täglich nach der 16:8-Methode – wovon nicht nur meine Haut profitiert: Ich fühle mich damit insgesamt körperlich sehr gut.

Umstellung auf eine entzündungshemmende Ernährung

Die Umstellung auf eine entzündungshemmende Ernährung bedeutet, alte Muster zu verlassen und langfristig neue Gewohnheiten individuell in den Alltag zu integrieren. Das kann zu Beginn natürlich schwerfallen, auch der Körper muss sich in vielen Fällen erst an die Umstellung anpassen. Hatte man beispielsweise bisher weniger frisches Obst, Gemüse und Rohkost auf dem Speiseplan, braucht der Verdauungstrakt anfänglich meist eine gewisse Zeit, bis er sich umgewöhnt hat. Bis dahin kann es vorübergehend durchaus zu Blähungen oder Bauchbeschwerden kommen.

So gelingt es – fünf Tipps

Eine schrittweise Ernährungsumstellung gewöhnt Magen und Darm an die neue Kost.

Tipp 1: Gesunde Vorräte

Schaffen Sie sich einen Vorrat an entzündungshemmenden Lebensmitteln. Am besten erstellt man zu Beginn eine Liste, sodass man nicht zum Kauf ungesunder, entzündungsfördernder Produkte verleitet wird. Hat man keine Süßigkeiten oder Fertiggerichte zu Hause, besteht keine Gefahr, dass man bei Hunger oder Appetit auf sie zurückgreift.

Tipp 2: Kreative Zubereitung

Kreativität in der Küche erleichtert die bewusste Ernährung.

Auch die Art der Zubereitung kann vieles erleichtern. Ein Beispiel: Nicht jeder mag Spinat-Smoothies. In Verbindung mit einer Banane und Kirschen fällt eine kleine Handvoll Spinat – mit vielen Mineralien, Vitaminen und sekundären Pflanzenstoffen für den Kampf gegen freie Radikale – geschmacklich jedoch kaum auf. Und schon hat man drei entzündungshemmend wirkende Zutaten zu sich genommen, die das Darmmikrobiom (siehe Seite 30) zusätzlich mit wertvollen Ballaststoffen versorgen.

Bei warmen Speisen kann man genauso fantasievoll werden, indem man z. B. Zucchini, Karotten oder Süßkartoffeln in Nudelform serviert. Inspiration gibt es in Kochbüchern oder Onlinerezepten. Spezielle Gewürzmischungen und frische oder gefrorene Kräuter verwandeln selbst einfache Zubereitungen in leckere Gerichte.

Tipp 3: Liebevoll anrichten

Ein weiterer Trick ist die Präsentation von Speisen. Falls Kinder z. B. Gemüse ablehnen, bewirkt ein wenig Kreativität wahre Wunder. Aus Radieschen lassen sich Mäuse basteln, aus Obst Gesichter legen und sogar das Schneiden in mundgerechte Stücke unterstützt vermehrtes Zugreifen bei Tisch.

Tipp 4: Gesparte Zeit

Es empfiehlt sich, in größeren Mengen auf Vorrat zu kochen, den man im Kühl- oder Gefrierschrank lagert. Darüber hinaus kann man auf Tiefkühlobst oder -gemüse zurückgreifen, die sich sehr gut für die Zubereitung von Smoothies, schnellen, warmen Gerichten oder als Zutat für Müsli eignen. Ich rate, beim Kauf von Tiefkühlware, immer die Zutatenliste auf Zusatzstoffe zu prüfen.

Tipp 5: Unterwegs gut versorgt

Je nach Präferenz und Verträglichkeit eignen sich Obst, Gemüsesticks oder Nüsse auch als Snacks auf Kurztrips oder Reisen, sodass man nicht zu schnell verfügbaren Kohlenhydraten und damit entzündungsfördernden Lebensmitteln greifen muss. Ich nehme auf Wanderungen oder Flugreisen beispielsweise meine selbst gebackenen Haferflocken-Kekse mit (siehe Seite 50).

Bei Restaurantbesuchen, insbesondere während eines akuten Entzündungsschubes, empfiehlt es sich, nach alternativen Zusammenstellungen zu fragen. Oftmals reicht es schon, Dressings, Soßen oder Beilagen auszutauschen, um ein gesünderes Gericht zu kreieren.

Die nachfolgenden Gerichte eignen sich perfekt für eine schnelle und unkomplizierte Zubereitung köstlicher Gerichte und sollen als Inspirationen für eine pflanzenbasierte Ernährung dienen. Sie können nach eigenen geschmacklichen Vorlieben abgewandelt werden.

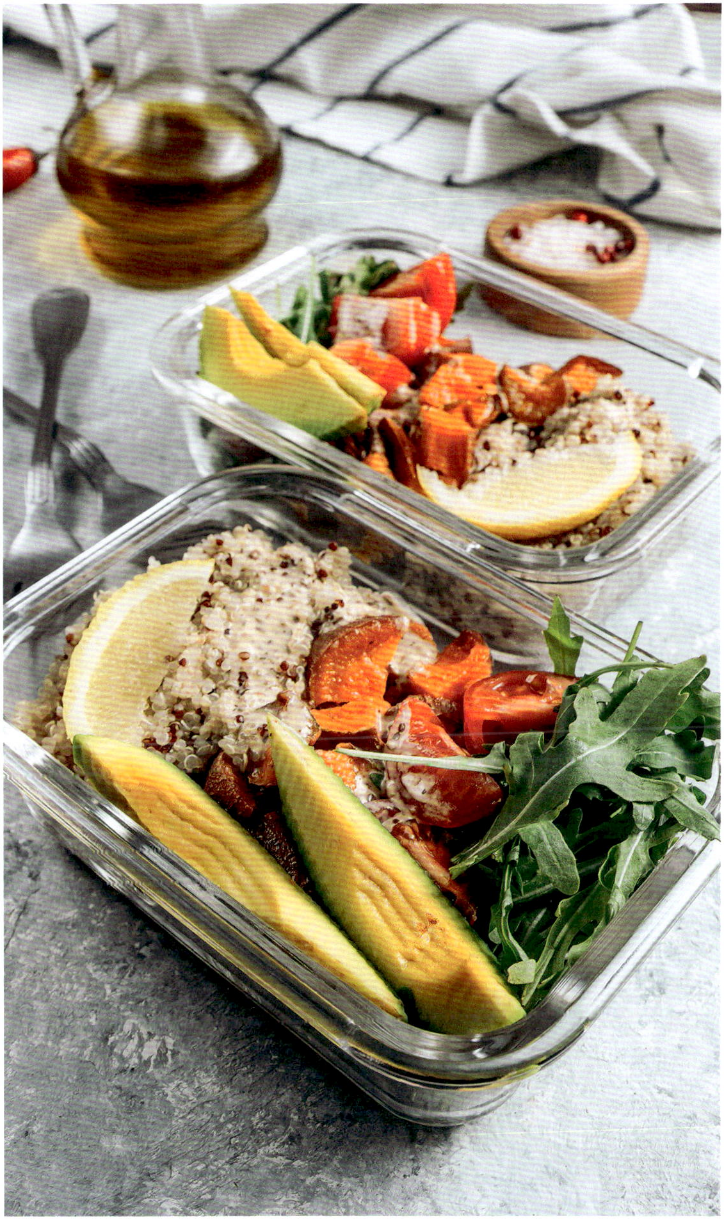

Unterwegs gesund essen: Mit guter Planung und Vorkochen kein Problem!

REZEPTIDEEN FÜR DAS FRÜHSTÜCK

Smoothies

Zubereitungszeit: ca. 5 Minuten

Zutaten jeweils für 1–2 Portionen

Spinat-Smoothie

1 Tasse Spinat
2 Aprikosen
1 Apfel
2 Karotten
einige Tropfen Leinöl

Kirsch-Bananen-Smoothie

1 Tasse Sauerkirschen
1 reife Banane
2 EL Joghurt aus Kokosnussmilch (z. B. aus dem gut sortierten Bioladen)

Beeren-Smoothie

1 Tasse Heidelbeeren
1 reife Banane
2 TL braunes Mandelmus
1 Prise Ceylon-Zimt

Schokoladen-Smoothie

½ Avocado
1 reife Banane
1 EL geschrotete Leinsamen
1 EL ungesüßtes Kakaopulver

Zubereitung

Zutaten zerkleinert in den Mixer geben und mit zwei Tassen kaltem Wasser mixen. Der Smoothie sollte sofort nach der Zubereitung frisch genossen werden.

Superfood-Bowl mit Früchten und Nüssen

Zubereitungszeit: ca. 5 Minuten

Zutaten für 1 Portion

4 EL Hafer- oder Buchweizenflocken

4-5 EL Joghurt aus Kokosnussmilch

1 Handvoll frische Früchte (z. B. Beeren, Birnen, Granatapfel)

1 EL getrocknete Gojibeeren

1 EL geschrotete Leinsamen

1 EL Hanfsamen

1 kleine Handvoll Nüsse (z. B. Mandeln, Paranüsse oder Walnüsse)

1 Prise Ceylon-Zimt

1 Msp. zermahlene Gewürznelken nach Belieben

Zubereitung

Alle Zutaten in eine Schüssel geben und nach Belieben anrichten.

Warmer Schoko-Nuss-Porridge mit Früchten

Zubereitungszeit: ca. 10 Minuten

Zutaten für 1 Portion

4–6 EL Haferflocken

1 Tasse Wasser, alternativ Nussmilch (z. B. Kokosnuss- oder Mandelmilch)

1 EL geschrotete Leinsamen

1 EL Haselnussmus

1 reife Banane

1 EL ungesüßtes Kakaopulver

1 Prise Ceylon-Zimt

1 Handvoll frische Früchte (z. B. Beeren, Apfel, Banane)

Viele frische Zutaten ermöglichen eine schnelle und gesunde Küche.

Zubereitung

Die Banane zerdrücken und mit den Haferflocken, dem Kakaopulver, Haselnussmus, Zimt und Wasser oder der Nussmilch in einem Topf unter ständigem Rühren erwärmen, bis ein sämiger Brei entstanden ist. In eine Schüssel geben, mit den Früchten garnieren und warm genießen.

REZEPTIDEEN FÜR MITTAGS UND ABENDS

Saatenbrot mit Avocado

Zubereitungszeit: ca. 5 Minuten

Zutaten für 1 Portion

1 Scheibe Saatenbrot
1-2 Salatblätter
3–4 Avocadoscheiben
3 Scheiben einer Salatgurke
1 TL frische, in Scheiben geschnittene Kurkumawurzel
1 TL Kräuter (z. B. Petersilie, Moringa)
je 1 Prise Meersalz und Pfeffer

Zubereitung

Das Brot mit Salat, Avocado und Gurke belegen. Mit den Kräutern und Gewürzen verfeinern.
Übrigens: Saatenbrot ist eine sehr sättigende, gluten- und hefefreie Brotalternative, die oftmals aus Haferflocken oder Buchweizenmehl mit Samen, Kernen und auch Nüssen als Brotbackmischung oder fertig gebackenes Brot erhältlich ist.

Hummus

Zubereitungszeit: ca. 10 Minuten

Zutaten für 2–3 Portionen

400 g Kichererbsen aus dem Glas
3 EL Olivenöl
2 EL Tahini (Sesammus)
Saft von 1 kleinen Zitrone
1 Knoblauchzehe nach Belieben
½ TL gemahlener Kreuzkümmel
1 Prise Meersalz
150 ml Wasser

Zubereitung

Kichererbsen waschen, abtropfen lassen und mit den restlichen Zutaten bis auf das Wasser in eine Küchenmaschine geben und pürieren. Nun nach und nach das Wasser hinzugeben, bis eine cremige Konsistenz erreicht ist.

Man kann Hummus beispielsweise mit Gemüsesticks (Karotten, Gurke, Kohlrabi) oder als Brotaufstrich genießen. Luftdicht verschlossen hält er sich auch mindestens drei Tage im Kühlschrank.

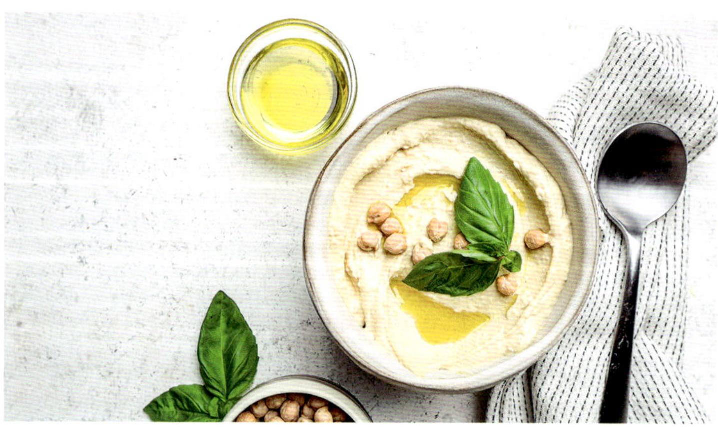

Bunte Salatbowl

Zubereitungszeit: ca. 20 Minuten

Zutaten für 2 Portion

wahlweise 2 Tassen Kichererbsen, weiße Bohnen oder Quinoa

½ Paprika

½ Salatgurke

½ Kopfsalat

8 Cherry-Tomaten

2 Karotten

je 2 EL Olivenöl und Apfelessig

1 EL getrocknete Kräuter (z. B. Petersilie, Basilikum, Dill, Schnittlauch)

1 kleine Handvoll Nüsse oder Kerne nach Belieben (z. B. Walnüsse, Mandeln, Kürbiskerne, Hanfsamen, gekeimter Buchweizen)

je 1 Prise Meersalz und Pfeffer

Zubereitung

Kichererbsen, weiße Bohnen oder Quinoa wie auf der Packung angegeben zubereiten. Nach dem Kochen abtropfen lassen, mit Salz und Pfeffer würzen und beiseitestellen. Das Salatgemüse klein schneiden und vermengen. Kichererbsen, weiße Bohnen oder Quinoa hinzufügen. Für das Dressing das Olivenöl, den Apfelessig und die getrockneten Kräuter mischen und zusammen mit den Nüssen und Kernen über den Salat geben. Mit Salz und Pfeffer abschmecken.

Für geschmackliche Abwandlungen können für die Salatbowl unterschiedliche Zutaten und Dressings verwendet werden.

Grüne Kraftsuppe

Zubereitungszeit: 15–20 Minuten

Zutaten für 2-3 Portionen

1 Kopf Brokkoli
2 Knoblauchzehen
2 TL Kreuzkümmel
1 EL Kokosöl
200 g Blattspinat
2 Tassen Bohnen (z. B. weiße Bohnen aus dem Glas)
Saft 1 Zitrone
1 kleine Handvoll Koriander nach Belieben
je 1 Prise Meersalz und Pfeffer
600 ml Wasser
1 kleine Handvoll Kerne nach Belieben (z. B. Kürbis- oder Sonnenblumenkerne)

Zubereitung

Brokkoli in kleine Röschen teilen. Knoblauch zerkleinern und mit dem Kreuzkümmel, Salz, Pfeffer und Kokosöl in eine Pfanne geben und kurz anbraten. Danach den Brokkoli hinzugeben und bei mittlerer Hitze dünsten, bis er zart ist. Spinat für ca. 2 Minuten unterrühren.

Dann das gedünstete Gemüse mit den abgespülten und abgetropften Bohnen, dem Zitronensaft, Koriander, Salz, Pfeffer und dem Wasser in einen Mixer geben, zu einer cremigen Suppe pürieren und noch einmal erhitzen. Ein paar Kerne auf die Suppe geben und heiß genießen.

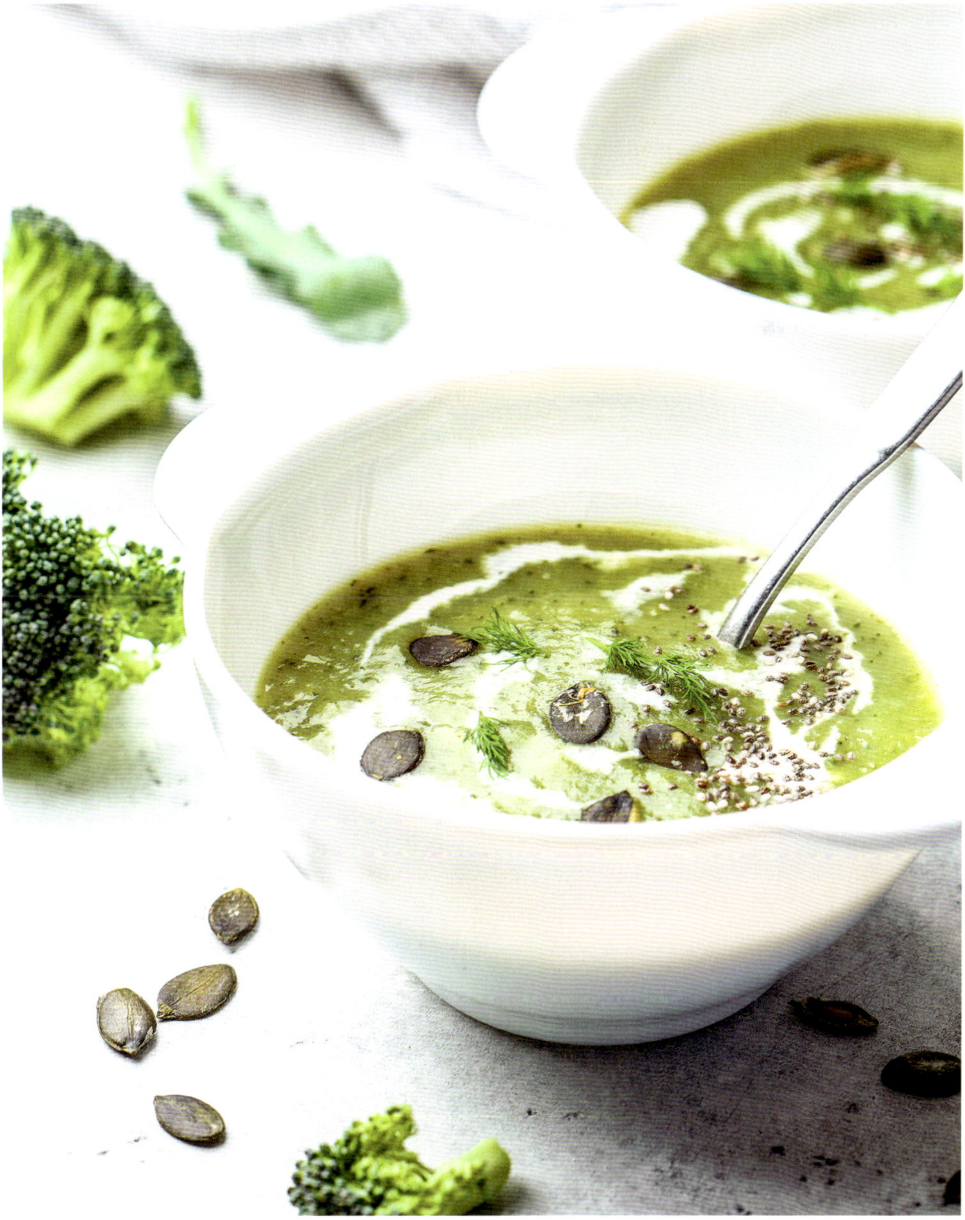

Süßkartoffel-Linsen-Curry

Zubereitungszeit: 50–60 Minuten

Zutaten für 2–3 Portionen

400 g Kokosmilch
400 g Tomaten
je 1 EL Kurkumapulver, Kreuzkümmel, gemahlener Ingwer
1 große Süßkartoffel (ca. 250 g)
250 g gelbe oder rote Linsen
je 1 Prise Meersalz und Pfeffer
Saft von 1 kleinen Zitrone
1 Handvoll frische Koriander- oder Petersilienblätter nach Belieben

Zubereitung

Kokosmilch, in Würfel geschnittene Tomaten, Kurkuma, Kreuzkümmel und Ingwer in einem großen Topf für 2 bis 3 Minuten bei mittlerer Temperatur erhitzen. Dann die geschälte und in Stücke geschnittene Süßkartoffel, Linsen sowie Salz und Pfeffer hinzugeben und alles verrühren.

Bei niedriger Temperatur und mit geschlossenem Deckel 30 bis 45 Minuten köcheln lassen. Wenn die Kartoffeln und Linsen weich sind, den Zitronensaft unterrühren. Nach persönlichem Geschmack frische Korianderblätter oder Petersilie als Topping auf das Curry geben.

Gefüllte Pfannkuchen

Zubereitungszeit: ca. 30 Minuten

Zutaten für 2 Portionen

150 g Buchweizen- oder Kichererbsenmehl
200 ml lauwarmes Wasser
1 Handvoll Schnittlauch
je 1 Prise Meersalz und Pfeffer
1 entkernte rote Chili nach Belieben
etwas Kokosöl zum Braten
gemischter Salat (z. B. aus 3 Blättern Kopfsalat, 1 geraspelten Karotte, 4 Scheiben Tomate und ½ Handvoll geraspeltem Rotkohl)
4 EL Joghurt aus Kokosnussmilch
1 Frühlingszwiebel
Je 1 Prise Meersalz und Pfeffer

Zubereitung

Mehl in eine Schüssel geben und das Wasser langsam hineingießen. Dann rühren, bis die Mischung glatt ist. Grob gehackten Schnittlauch, Salz, Pfeffer und nach Belieben fein gehackte Chili unterrühren.

Zwei Pfannkuchen für 2 bis 3 Minuten mit Kokosöl ausbacken, bis die Oberseite nicht mehr flüssig ist. Nach dem Wenden 2 weitere Minuten fertigbacken.

Für die Sauce Joghurt, die klein gehackte Frühlingszwiebel, Pfeffer und Salz vermengen.

Pfannkuchen mit dem vorbereiteten gemischten Salat füllen, die Sauce darüber geben und falten oder einrollen.

Tomaten-Kräuter-Pasta

Zubereitungszeit: 20–25 Minuten

Zutaten für 2 Portionen

250 g Nudeln (Buchweizen-, Kichererbsen- oder Linsennudeln)
1 EL Kokosöl
1 Zwiebel
1 Knoblauchzehe
200 g Tomaten
2 Karotten
1–2 TL gemischte Trockenkräuter (z. B. Basilikum, Oregano, Rosmarin, Thymian)
je 1 Prise Meersalz und Pfeffer
1 Handvoll frische Petersilie

Zubereitung

Die Nudeln gemäß den Anweisungen auf der Packung kochen. Nach dem Kochen abtropfen lassen und beiseitestellen.

Währenddessen Kokosöl in eine Pfanne geben und die Temperatur auf mittlerer Hitze einstellen. Die grob gehackte Zwiebel und Knoblauchzehe darin anschwitzen, bis sie eine leicht glasige Farbe haben. Dann geviertelte Tomaten, geraspelte Karotten und die getrockneten Kräuter hinzufügen. Alles für 5 bis 10 Minuten dünsten.

Zuletzt die Tomatensoße mit den abgetropften Nudeln vermischen und mit einer Prise Salz und Pfeffer abschmecken. Mit Petersilie garnieren.

Pilz-Spinat-Pasta

Zubereitungszeit: 20–25 Minuten

Zutaten für 2 Portionen

250 g Buchweizen-, Kichererbsen- oder Linsennudeln
1 EL Kokosöl
1 Zwiebel
1 Knoblauchzehe
200 g frische Pilze (z. B. Champignons, Steinpilze, Shiitake-Pilze)
1 große Handvoll Blattspinat
1 Handvoll Basilikum
2 EL Joghurt aus Kokosnussmilch
je 1 Prise Meersalz und Pfeffer

Zubereitung

Die Nudeln gemäß den Anweisungen auf der Packung kochen. Nach dem Kochen abtropfen lassen und beiseitestellen. Währenddessen das Kokosöl bei mittlerer Hitze in eine Pfanne geben. Die grob gehackte Zwiebel und Knoblauch darin anschwitzen, bis sie eine leicht glasige Farbe annehmen. In Scheiben geschnittene Pilze hinzufügen und 5 bis 10 Minuten dünsten. Den Spinat für ca. 2 Minuten mit unterrühren.
Danach die abgetropften Nudeln mit dem Gemüse, dem fein geschnittenen Basilikum und dem Joghurt sowie Salz und Pfeffer vermischen und anrichten.

Empfehlungen für Nahrungsergänzungen

Nahrungsergänzungsmittel sind Lebensmittel, die bestimmte gesundheitsförderliche Stoffe in konzentrierter Form enthalten. Dies können beispielsweise Vitamine, Mineralstoffe, Spurenelemente, Fettsäuren, Aminosäuren, Ballaststoffe oder Pflanzenstoffe sein. Mit ihnen kann man gezielt seine Ernährung aufwerten und Nährstoffdefizite ausgleichen: Der Körper erhält das, was er zur Gesunderhaltung oder Heilung benötigt.

Bei bestehender Neurodermitis, wie auch bei vielen anderen Krankheitsbildern, kann eine ergänzende Einnahme von Nahrungsergänzungen einen Versuch wert sein, um die Haut mit konzentrierten Nährstoffen zusätzlich von innen zu unterstützen. Einige Dermatologen verfügen über entsprechendes Wissen und können Sie bei der Auswahl der richtigen Nahrungsergänzung gut beraten. Anders als bei vielen Medikamenten muss man in Bezug auf die Wirkung etwas Geduld aufbringen, denn es braucht seine Zeit, bis der Körper von den zugeführten Nährstoffen profitiert.

Darauf sollten Sie achten

Nahrungsergänzungsmittel enthalten im Gegensatz zu Arzneimitteln keine pharmakologisch wirksamen Stoffe und haben daher normalerweise keine Nebenwirkungen. Nichtsdestotrotz können Wechselwirkungen mit Arzneimitteln eintreten, weswegen bei paralleler Einnahme unbedingt Rücksprache mit dem behandelnden Arzt zu halten ist.

Im Nachfolgenden finden Sie Nahrungsergänzungsmittel im Kurzporträt, die sich insbesondere bei Neurodermitis bewährt haben. Die Angaben zu den Verzehrempfehlungen basieren auf den offiziellen Referenzmengen der EFSA (= Europäische Behörde für Lebensmittelsicherheit), sofern diese vorliegen. Ihr individueller

Bedarf kann aufgrund Ihres Lebensstils durchaus von diesen Angaben abweichen, es kann also sinnvoll sein, sich von Ihrem Hausarzt ein Blutbild erstellen zu lassen, mit dem die benötigte Menge an bestimmten Vitaminen und Mineralstoffen genau ermittelt werden kann.

Nachtkerzen- und Borretschöl

- Reduzieren durch die enthaltene Gamma-Linolensäure die Hauttrockenheit
- Verbessern die Funktion der Hautbarriere
- Helfen bei Ekzemen gegen Schuppenbildung und Juckreiz
- Wirken entzündungshemmend
- Unterstützen das Immunsystem

Empfohlene Tagesdosis: 3 g

Alternatives Lebensmittel: gepresstes Bio-Borretschöl

Vitamin D

Vitamin D unterstützt die Immunabwehr.

- Wichtig für die Immunabwehr
- Wirkt entzündungshemmend
- Unterstützt die Zellteilung für ein gesundes Hautgewebe
- Fördert die Wundheilung

Empfohlene Tagesdosis: Es empfiehlt sich, den Vitamin-D-Spiegel beim Hausarzt bestimmen zu lassen, da es sich dabei um ein fettlösliches Vitamin handelt, das der Körper speichert und das deshalb nicht überdosiert werden sollte. Möchte man auf den Test verzichten, sind 800 I. E. (= Internationale Einheiten) bzw. 5 µg ein sehr guter Richtwert. Bei einem signifikanten Vitamin-D-Mangel wäre diese Dosis allerdings zu niedrig.

Besonders reiches Vorkommen in: fettreichen Fischen wie Sardinen, Lachs und Hering, Eiern, Pilzen

Sorgfältig ausgewählte Nahrungsergänzungen können die Neurodermitistherapie wirkungsvoll unterstützen.

Probiotika

Probiotika sind lebensfähige Mikroorganismen wie Lacto- und Bifidobakterien.

- Sie sorgen für ein gesundes Bakterienaufkommen im Darm
- Wirken entzündungshemmend
- Tragen zur Stärkung des Immunsystems bei

Empfohlene Tagesdosis: Da die Anzahl der Bifidobakterien und Lactobazillen bei Neurodermitis oft sehr niedrig ist, empfiehlt sich ein Qualitätsprodukt mit einer Vielzahl an Bakterienstämmen.

Besonders reiches Vorkommen in: fermentierten Lebensmitteln wie Sauerkraut, Joghurt, Kefir, Kombucha

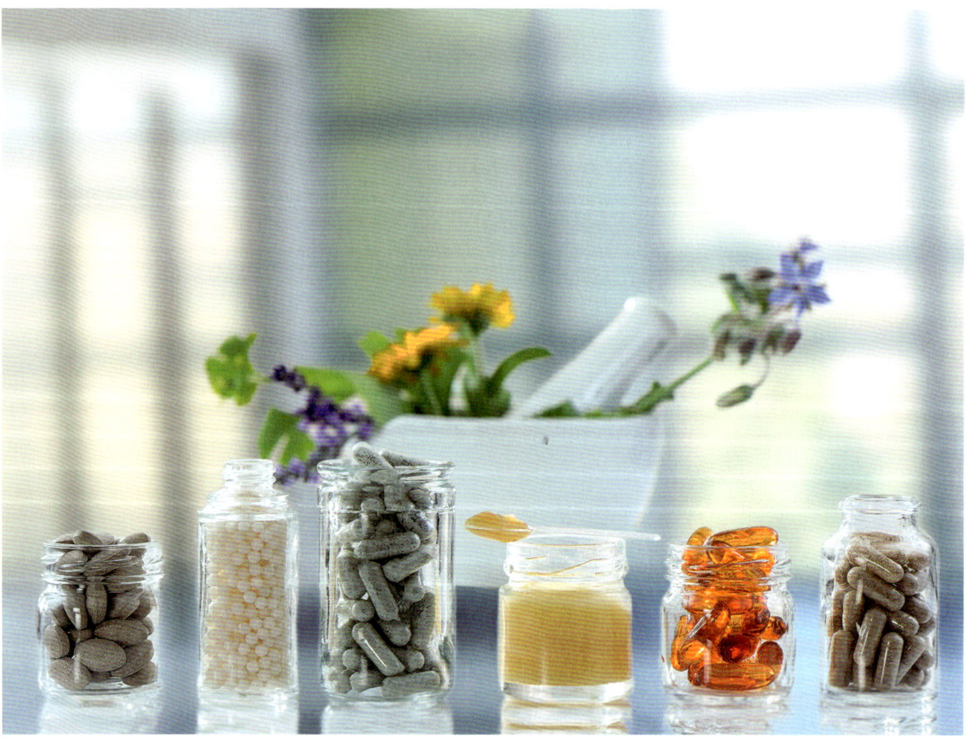

Magnesium

- Kann allergische Reaktionen reduzieren
- Unterstützt zahlreiche Stoffwechselfunktionen der Haut
- Wirkt entzündungshemmend

Empfohlene Tagesdosis: 375 mg, bevorzugt aus der Sango-Meereskoralle oder als Magnesiumcitrat, da es sich hierbei um eine organische Verbindung mit sehr guter Bioverfügbarkeit handelt. Alternativ empfiehlt sich auch ein Magnesiumkomplex aus verschiedenen Magnesiumverbindungen.

Besonders reiches Vorkommen in: Weizenkleie, Sonnenblumenkernen, Kürbiskernen, dunkler Schokolade, Linsen, Walnüssen, Haselnüssen, Mandeln, Bananen

Magnesium bietet eine gute Unterstützung bei Allergien.

Vitamin B_{12}

- Wichtig für die Zellentwicklung
- Unterstützt die Stoffwechselfunktionen der Haut
- Wichtig für die Immunabwehr

Empfohlene Tagesdosis: 2,5 µg

Besonders reiches Vorkommen in: Eiern, Fleisch, Käse. Bei einer pflanzenbasierten Ernährung empfiehlt sich allerdings die Einnahme in Form eines Nahrungsergänzungsmittels, da Vitamin B_{12} in Pflanzen nur geringfügig vorhanden ist.

Zink

- Fungiert als wichtiges Antioxidans und schützt die Zellen vor freien Radikalen
- Reguliert die Immunantwort, ist wichtig für das Abwehrsystem
- Hat entzündungshemmende Eigenschaften
- Unterstützt die Wundheilung, hat antiallergische Wirkung

Empfohlene Tagesdosis: 10 mg, bevorzugt Zinkbisglycinat, eine organische Verbindung mit sehr guter Bioverfügbarkeit.

Besonders reiches Vorkommen in: Linsen, gelben Erbsen, weißen Bohnen, Haferflocken, Walnüssen, Paranüssen

Zink wirkt entzündungshemmend und hat antiallergische Wirkung.

Eine schützende Pflege

Eine konsequente Pflegeroutine stabilisiert die Hautbarriere.

Bei Neurodermitis spielt die Pflege der Haut eine entscheidende Rolle – sowohl in akuten Phasen mit Entzündungen als auch in beschwerdefreien Zeiten. Eine konsequente Pflege kann erheblich zur Linderung der Symptome beitragen. So führt ein Mangel an hauteigenen Fetten, wie Ceramiden, zunehmend zu transepidermalem Wasserverlust. Das bedeutet, dass vermehrt Feuchtigkeit aus der Haut entweichen kann. Die Folge sind Trockenheit und Risse, verbunden mit einer beeinträchtigten Schutzfunktion und Juckreiz. Ziel einer schützenden Pflege ist es daher, die Hautbarriere zu stabilisieren und zu stärken sowie den Feuchtigkeitsverlust auszugleichen. Dadurch wird auch das Eindringen von Allergenen und Reizstoffen erschwert und die Regeneration erleichtert. Außerdem werden Symptome wie Schuppenbildung, Risse und Juckreiz reduziert.

Ihre tägliche Hautpflege sollte sehr sanft und auf das Nötigste beschränkt sein. Das gilt für Erwachsene ebenso wie für Babys und Kinder mit atopischem Ekzem. Neue Pflegeprodukte sollten Sie zudem vor ihrer Verwendung an einer kleinen Hautstelle auf Verträglichkeit testen und beim Kauf darauf achten, dass weder Parfüm noch Duft- oder Farbstoffe enthalten sind, da solche Zusätze zu Irritationen führen können.

Reinigung

Eine milde Reinigung bildet die Basis.

Grundsätzlich sollten für Gesicht und Körper milde Reinigungsprodukte verwendet werden, um die Haut nicht zusätzlich zu belasten. Es empfiehlt sich, seifenfreie, alkoholfreie und rückfettende Reinigungsprodukte zu wählen, denn normale Seifen können der geschädigten Haut wertvolle Fette entziehen und ihre Schutzbarriere dadurch noch mehr beeinträchtigen. Alkoholhaltige Produkte wie Desinfektionsmittel oder Gesichtstoner können die Haut besonders reizen.

Wasser sollte bei der Reinigung lauwarm – bis ungefähr 33 Grad Celsius – sein. Im Anschluss empfiehlt es sich, die Haut behutsam mit einem Frotteetuch abzutupfen. Um Keimbildung zu vermeiden, sollten Sie benutzte Handtücher nach wenigen Tagen auswechseln und bei mindestens 60 Grad waschen.

Lotionen, Cremes und Salben

Bei Neurodermitis ist es oberstes Gebot, die Haut ständig mit Feuchtigkeit und Fett zu versorgen. Unmittelbar nach der Reinigung sollte daher das Eincremen erfolgen. Geeignet sind Produkte mit Inhaltsstoffen wie Panthenol, Ceramiden oder Hyaluronsäure, die feuchtigkeitsbewahrend und -spendend wirken. Wertvolle Lipide wie die Linol- und Gamma-Linolensäure oder Ceramide führen fehlende Fette zu. Ceramide können durch ihre besondere Struktur, die der unserer Haut ähnelt, eine Schicht bilden und der Schutzbarriere die ihr fehlenden Bausteine bereitstellen. Diese Stabilisierung und Stärkung sorgt für einen geringeren Feuchtigkeitsverlust und schützt die Haut vor Bakterien und reizenden Stoffen.

Ich verwende seit vielen Jahren Feuchtigkeitscremes mit Ceramiden der Marke CeraVe, die bei meiner Gesichts- und Körperpflege sehr gute Wirkungen erzielen. Spezialprodukte für Neurodermitiker bekommen Sie z. B. in Apotheken; sie enthalten oftmals entzündungshemmende und hautberuhigende Stoffe wie Allantoin, Panthenol, Dexpanthenol oder Bisabolol, die intensiven Juckreiz, Rötungen und Irritationen reduzieren. Einige Beispiele sind die Pflegelinien von Physiotop, Eucerin und La Roche Posay, die sich auf jeweils unterschiedliche Hautzustände spezialisiert haben.

Die Auswahl der richtigen Pflege hängt immer von Ihrem individuellen Hautzustand ab. Nässt die Haut beispielsweise während eines aktiven Schubs, empfiehlt es sich, eine Pflege auf Wasserbasis zu verwenden, denn Wasser hat einen kühlenden, trocknenden Effekt und lindert den Juckreiz. Fettreiche Cremes oder Salben würden einen Wärmestau verursachen und die Entzündungen zusätzlich fördern.

Bei trockener Haut mit intakter Schutzbarriere – und bei nicht zu warmem und schwülem Wetter – empfiehlt sich eine fettreiche Wasser-in-Öl-Emulsion (wenig Wasser in viel Öl), die die Haut weich und geschmeidig macht.

Übrigens: Da sich zahlreiche Bakterien oder Pilze an unseren Händen befinden können, sollten Sie nie direkt mit den Fingern in einen Cremetiegel greifen. Mikroorganismen können sich vermehren und bei beeinträchtigter Hautbarriere Infektionen auslösen. Mit einem Spatel zur Entnahme der Creme ist das Problem aber schnell gelöst.

Parfüm trotz Neurodermitis?

Sie müssen nicht auf Parfüm verzichten, doch sollte es keinesfalls direkt auf die Haut aufgesprüht bzw. aufgetragen werden. Der in den Produkten enthaltene Alkohol trocknet die Haut aus und kann zellschädigend wirken. Außerdem können Duftstoffe wie ätherische Öle oder chemische Substanzen reizen.

Wenn Sie nicht auf Düfte verzichten möchten, ist es besser, wenn Sie diese auf die Kleidung aufsprühen. In diesem Fall sollten Sie darauf achten, dass der Duft keine Flecken hinterlässt.

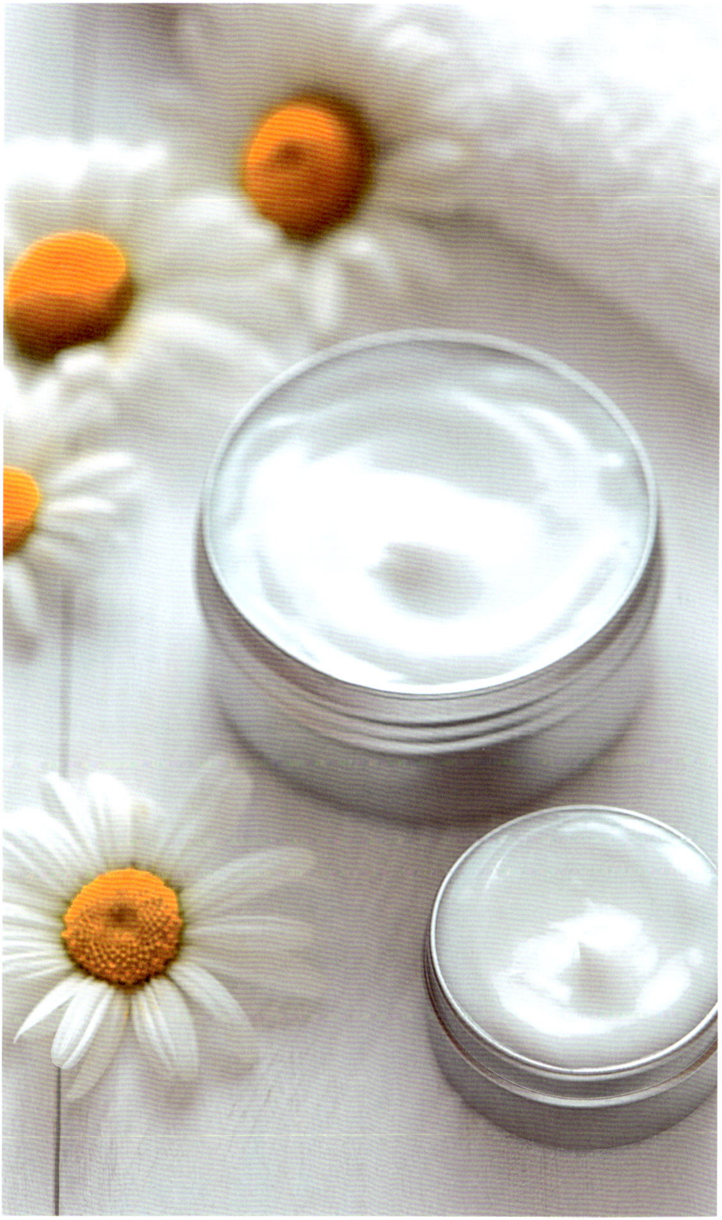

Oberstes Gebot bei Neurodermitis: die ständige Versorgung der Haut mit Feuchtigkeit und Fett.

Basenbäder

Unser Organismus besteht zum größten Teil aus Flüssigkeiten, die alle einen bestimmten pH-Wert haben. Dieser Wert zeigt an, wie sauer oder wie basisch eine Flüssigkeit ist. Unsere Magensäure beispielsweise hat einen sehr niedrigen pH-Wert und ist damit sehr sauer. Auch unsere Haut hat einen schwach sauren Säureschutzmantel, der sie vor dem Eindringen von Krankheitserregern schützen soll. Normalerweise ist unser Organismus dazu fähig, den Säure-Basen-Haushalt im Gleichgewicht zu halten. In Zeiten einer erhöhten Belastung, zum Beispiel durch eine ungesunde Lebensweise oder eine Krankheit, kann es jedoch zur Übersäuerung kommen.

Die basischen Salze des Badezusatzes wirken dieser entgegen, denn wird der pH-Wert des Badewassers erhöht, entsteht ein osmotischer Effekt und die stark unterschiedlichen pH-Werte auf den zwei Seiten unserer Haut gleichen sich aus. Wie von einem

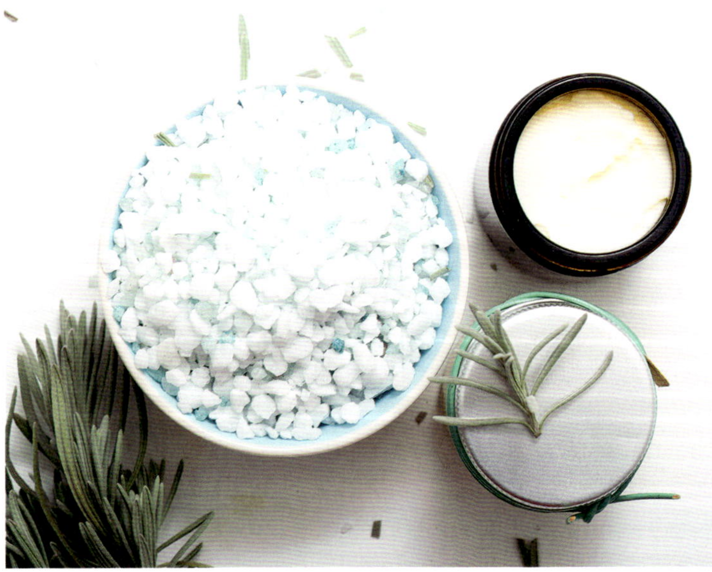

Basenbäder regen die Produktion von hauteigenen Lipiden an – die Haut kann sich wieder selbst fetten.

Magneten angezogen, fließen die Säuren aus der Haut hin zu den Basen im Badewasser.

Basenbäder regen auch Talgdrüsen und damit die Produktion von hauteigenen Lipiden an – die Haut kann sich wieder selbst fetten. Daher können besonders Menschen mit trockener Haut oder Neurodermitis von regelmäßigen Basenbädern profitieren.

Vor dem Bad sollten Sie Ihre Haut sanft mit einem seifenfreien Produkt und Wasser reinigen. Ist die Haut intakt und frei von Entzündungen, kann eine vorherige Bürstenmassage den Effekt des Bades positiv verstärken. Die optimale Temperatur für ein Bad liegt bei 35 bis 38 Grad Celsius. Da der Osmoseeffekt erst nach 30 bis 45 Minuten einsetzt, sollten Sie unbedingt eine längere Badedauer einplanen, es darf auch gerne ein Stündchen daraus werden. Wichtig ist: Bei einem Basenbad sollten keine weiteren Zusätze wie Seifen oder Öle verwendet werden, da diese die Wirkung der basischen Mineralien im Wasser beeinträchtigen können.

Bei akut entzündeter Haut mit offenen Stellen ist aufgrund der enthaltenen Salze von Basenbädern abzuraten.

Nach dem Baden bitte nicht direkt abduschen, sondern die Haut nur sanft mit einem Handtuch abtupfen. Auf Pflegeprodukte sollten Sie möglichst verzichten. Nur bei extrem trockener Haut empfiehlt sich eine leichte Lotion.

Als Alternative zu einem Vollbad bietet sich auch ein basisches Fußbad an.

Basenbäder finden Sie in Apotheken, Drogerien oder Reformhäusern. Sie enthalten neben Meersalz oftmals weitere Mineralien aus Wüstensand oder Bergkristallen.

Sonnenschutz

Sonnenlicht tut unserer Psyche und Gesundheit sehr gut – das erlebt jeder von uns immer wieder. Nicht zuletzt trägt die natürliche UV-Bestrahlung zur Bildung von Vitamin D in der Haut bei, was wiederum bedeutend für Knochen, Muskeln, zahlreiche Stoffwechselvorgänge und unser Immunsystem ist. Daher ist es auch für Menschen, die unter atopischem Ekzem leiden, wichtig, die Sonne nicht komplett zu meiden – meistens bessert sich die Haut bei Betroffenen im Sommer sogar. Aus diesem Grund wird Neurodermitis beispielsweise mit Lichttherapie behandelt (siehe Seite 19).

Bei Neurodermitis gilt: Sonne ja, aber in Maßen.

Die Kehrseite der Medaille: Da die Haut bei Neurodermitis in ihrer Barrierefunktion gestört ist, wird sie generell sonnenempfindlicher. Halten sich Betroffene also zu lang in der Sonne auf, vergrößert sich die Gefahr von Sonnenbrand, Zellschäden und vorzeitiger Hautalterung. Bei extrem trockener, geschädigter Haut können die UV-Strahlen tiefer in die Haut eindringen und sie zusätzlich beeinträchtigen. Diese Schädigungen führen langfristig zur Verschlimmerung des Hautzustandes.

Fazit: Selbst wenn Hautsymptome bei den meisten Betroffenen positiv beeinflusst werden und jede Haut über eine gewisse Eigenschutzzeit von ungefähr 15 Minuten verfügt (die jedoch vom Hauttyp individuell abhängig ist), sollten Sie auf eine maßvolle Sonnenexposition achten. Sowohl im Sommer als auch im Winter empfiehlt sich bei einem längeren Aufenthalt in der Sonne die Verwendung eines für Neurodermitis geeigneten Schutzmittels, z. B. von Isdin, Avène oder Ladival. Im Sommer sollten Sie außerdem die direkte Mittagssonne meiden und bei sehr warmen Temperaturen eine Lotion auf Wasserbasis mit weniger Fett bevorzugen.

Hautpflege bei Kälte

Starke Temperaturschwankungen stressen die Haut, sie braucht daher im Winter besondere Zuwendung.

Im Herbst und Winter leidet die von Neurodermitis betroffene Haut besonders, denn kalte Temperaturen bewirken, dass sie durch die deutlich herabgesetzte Fettproduktion in ihrer Barrierefunktion noch mehr beeinträchtigt wird. Warme Raumluft führt außerdem zu einer zusätzlichen Austrocknung. Ob also warm oder kalt: Starke Temperaturwechsel bedeuten stets Stress für unser flächenmäßig größtes Organ. Im Winter sollten Sie – anders als im Sommer – auf reichhaltigere Cremes und Salben setzen, sofern Ihre Haut nicht entzündet ist. Bei akuten Entzündungen sollten Sie auch im Winter auf fettarme, für Neurodermitis geeignete Lotionen zurückgreifen.

Saunieren erlaubt – bei niedrigen Temperaturen
In akuten Phasen der Neurodermitis sind Saunagänge tabu, da die Wärme Entzündungen verstärken kann. In schubfreien Phasen und bei intakter Hautbarriere kann man sich mit wenigen Saunagängen vorsichtig herantasten, um die individuelle Verträglichkeit zu prüfen. Die Biosauna mit niedrigeren Temperaturen und ohne Aufguss mit ätherischen Ölen kann eine gute Alternative und die Wärme eine Wohltat für Körper und Seele sein.

Stoffwechselbooster Bewegung

Bewegung verbessert den Stoffwechsel der Haut und erhöht die Sauerstoffaufnahme.

Zahlreiche Studien bestätigen, dass regelmäßige Bewegung einer der wichtigsten Schutzfaktoren vor vielen Krankheiten ist, denn sportliche Aktivitäten beeinflussen alle Körpersysteme und Funktionen positiv. Dazu zählen Herz-Kreislauf, Verdauung, Immunsystem, Gehirn, Atmung sowie Muskulatur und Knochen. Körperlich aktive Menschen haben beispielsweise ein geringeres Risiko, an Bluthochdruck oder Diabetes mellitus Typ 2 zu erkranken.

Auch unsere Haut profitiert von einem aktiven Lebensstil, dabei stehen vier Gründe im Fokus:

1. Wenn wir uns bewegen, wird unsere Haut besser durchblutet und ihr Stoffwechsel angeregt. Sie bekommt mehr Sauerstoff und die Zellen werden dadurch gut mit Nährstoffen versorgt. Außerdem fördert ein regelmäßiges Training – insbesondere mit kräftigenden Übungen – die Produktion von Wachstumshormonen, wodurch die Zellerneuerung unterstützt wird. Sport unter freiem Himmel eignet sich besonders gut, denn frische Luft intensiviert die Durchblutung.

2. Durch körperliche Aktivitäten werden auch die als Glückshormone bekannten Botenstoffe Serotonin und Dopamin ausgeschüttet, wodurch Stress und Ängste abgebaut werden können. Da Stress bei Neurodermitis ein Hauptauslöser für Schübe sein kann, ist es von großem Vorteil, diesem mit regelmäßiger Bewegung entgegenzuwirken.
3. Bewegung hilft dem Organismus generell, chronische Entzündungen zu bekämpfen, denn während des Trainings und nach dem Sport kurbelt eine Vielzahl von Botenstoffen auch die Aktivität unserer Abwehrkräfte an. Zugleich werden vermehrt körpereigene antioxidative Stoffe gebildet, die freien Radikalen (siehe Seite 38) die Stirn bieten, langfristig oxidativen Stress reduzieren und somit Entzündungen abwehren.
4. Zudem hilft Sport dabei, Fettdepots abzubauen oder vorzubeugen. Weniger Körperfett, insbesondere weniger Fett in der Bauchhöhle, reduziert das allgemeine Entzündungsniveau.

Es steht daher außer Frage, dass regelmäßiger Sport Krankheiten vorbeugen, heilen und sogar lebensverlängernd wirken kann. Darüber hinaus bietet er eine gute Abwechslung, lässt uns aus der Routine ausbrechen und einen hervorragenden Ausgleich zum Alltag schaffen – nicht zuletzt auch durch neue soziale Kontakte, die man knüpfen kann.

Ausgewogen bewegen

Bewegungsprogramme sollten stets Ausdauer, Kraft und Dehnübungen kombinieren.

Die beste Sportart ist bei alledem natürlich die, die Spaß bereitet. Ideal wäre ein wöchentliches Programm, das Ausdauersport, Krafttraining und Dehnübungen kombiniert, um von allen beschriebenen Heileffekten der Bewegung zu profitieren:

Ausdauertraining wie Laufen, Fahrradfahren, Langlaufski oder Tennis wirkt sich positiv auf das Herz-Kreislauf-System aus, fördert – wie beschrieben – die Bildung von Serotonin und Dopamin, steigert das Lungenvolumen und verbessert die Sauerstoffzufuhr. Außerdem werden viele Kalorien verbrannt.

Sportarten, bei denen man sich jedoch länger im Wasser aufhält oder übermäßig schwitzt, stellen vor allem bei Neurodermitis grundsätzlich eine Belastung für die Haut dar. In akuten Phasen sollten Sie diese daher meiden. Besondere Vorsicht ist bei Chlorwasser geboten, das die Reizungen geschädigter Haut verstärkt und diese zusätzlich austrocknen kann. Natürliche Seen, das Meer oder auch Salzwasserpools hingegen sind in schubfreien Phasen kein Problem.

Krafttraining mit Hanteln, Widerstandsbändern oder speziellen Übungen mit dem eigenen Körpergewicht fördert vor allem die Bildung von Wachstumshormonen und den Muskelaufbau. Es stärkt die Knochen, verbessert die Belastbarkeit des gesamten Bewegungsapparates und beugt dadurch Verletzungen vor. Der Muskelaufbau erhöht zudem langfristig den Energieverbrauch, denn mehr vorhandene Muskelmasse verbrennt auch im Ruhezustand mehr Kalorien, was wiederum vor Übergewicht und den damit zusammenhängenden Entzündungsreaktionen schützt.

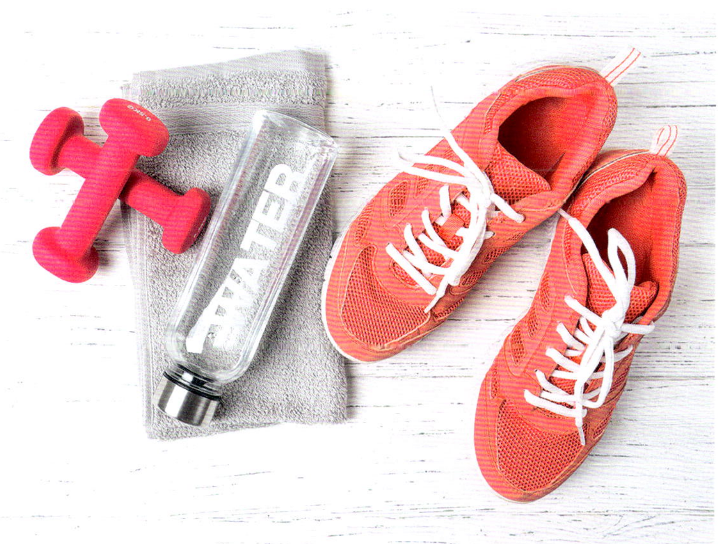

Die besten Heileffekte erzielen Sie, wenn Sie Ausdauersport, Krafttraining und Dehnübungen kombinieren.

Dehnübungen helfen uns, flexibel zu bleiben. Sie reduzieren ebenfalls das Verletzungsrisiko. Außerdem lösen sie körperliche Verspannungen und tragen somit zum persönlichen Wohlbefinden und zur Entspannung bei. Geeignet sind Übungen mit einer Faszienrolle, mit der das elastische Bindegewebe, das sich um die Muskeln, Sehnen, Bänder und Organe legt, massiert werden kann. Mit ihr rollt man auf einer Muskelgruppe, bis man eine empfindliche Stelle spürt, auf die man dann konstanten Druck ausübt. Dadurch werden Verspannungen und Verklebungen gelöst und die Bewegungsfreiheit erhöht.

Wenn Sie bisher kaum Sport getrieben haben, könnte Ihnen der Einstieg schwerfallen. Zu Beginn sind daher vor allem Disziplin und Willensstärke gefragt. Es dauert durchschnittlich ungefähr acht Wochen, neue Gewohnheiten zu etablieren. Mir hilft es, dafür feste Termine in den Kalender einzutragen und direkt im Anschluss an meinen Arbeitstag zum Sport zu gehen.

Machen Sie sich ein zwei- bis dreimal wöchentliches Training zur Gewohnheit.

Es empfiehlt sich, zwei- bis dreimal wöchentlich mit einem leichten Training zu starten und die Belastung über mehrere Monate zu steigern, sodass man sich körperlich nicht überfordert oder gar die Lust verliert. Vielleicht können auch Sie sich mit realistisch erreichbaren Zielen motivieren.

In Städten und Gemeinden gibt es eine Vielzahl an Bewegungsangeboten für jede Altersgruppe. Neben Fitnessstudios bieten Personal Trainer, Sportvereine, Krankenkassen oder Yogastudios unterschiedliche Aktivitäten an. Eine weitere Möglichkeit sind Onlinekurse. Diese werden immer beliebter. Eine große Anzahl davon ist auf verschiedenen Plattformen wie Youtube sogar kostenlos nutzbar. Mit ihnen ist man zeitlich flexibel und nicht an einen Ort gebunden.

Das gilt vor und nach dem Training

Wählen Sie Ihre Sportkleidung besonders sorgsam aus. Sie sollte atmungsaktiv sein und nicht reiben. Vor dem ersten Tragen sollte sie gewaschen werden, um Rückstände von Chemikalien zu entfernen. Unmittelbar nach dem Sport sollten Sie duschen, um neue Hautprovokationen zu verhindern, da die im Schweiß enthaltenen Salze die Haut reizen können. Empfehlenswert sind ein seifenfreies Reinigungsprodukt für den Körper und ein mildes Haarshampoo.

Mit Entspannung den Juckreiz mildern

Wichtige Ergänzungen zu Bewegung und Aktivität sind Entspannung und Schlaf. Nach körperlich wie geistig anstrengenden Phasen benötigt unser Körper Ruhe zur Regeneration. Geben wir sie ihm nicht, wirkt sich dies langfristig negativ auf unsere Leistungsfähigkeit und Gesundheit aus.

Für viele Menschen gehört Überlastung zum Alltag. Zeit- und Leistungsdruck in der Schule oder im Beruf, Prüfungsängste, Ärger in der Familie oder im Job sind keine Seltenheit. Zudem leben wir in einer reizüberfluteten Welt, und digitale Medien sowie die damit verbundene permanente Verfüg- und Erreichbarkeit sorgen mitunter für weitere Belastungen – besonders für eine Haut mit Neurodermitis.

Stress kann quälende Schübe verstärken.

Inwieweit sich Stress auf unsere Gesundheit auswirkt, hängt davon ab, wie lange er andauert und wie stark er ist. Unser Organismus schüttet bei Stress Cortisol aus. Das Hormon wird aus der Nebennierenrinde freigesetzt und sorgt zusammen mit einigen anderen Hormonen, dem Nervensystem und körpereigenen Eiweißen dafür, dass der Körper mehr Sauerstoff und Energie bekommt, um schnell handeln zu können – die Antwort unseres Körpers auf Stress ist also zunächst einmal sinnvoll: Der Atem beschleunigt sich, Puls und Blutdruck steigen an, die Leber produziert mehr Glucose, die Muskeln werden aktiviert, die Zellen produzieren Botenstoffe für die Immunabwehr und die Verdauungs- und Sexualfunktionen gehen zurück. Außerdem beeinflusst Cortisol den Gehirnstoffwechsel.

Hält jedoch die Stresssituation länger an und erfolgen keine Gegenmaßnahmen, laufen die Prozesse anhaltend auf Hochtouren. Dabei wird kontinuierlich Cortisol ausgeschüttet, mit anderen Worten, die Stressreaktion bleibt buchstäblich in unserem Organismus stecken und kann zu Bluthochdruck, Migräne, Verspannungen, Schlafstörungen oder auch einer Schwächung des Immunsystems führen. Menschen mit atopischer Hauterkrankung bemerken die Folgen von Stress sofort. Ein ständig aktivierter Zustand des Körpers begünstigt entzündliche Prozesse und der Juckreiz verstärkt sich. Darauf folgt Kratzen und das führt wiederum zu einer Verschlimmerung der Entzündungen. Eine Unterdrückung des Kratzens würde jedoch die innere Anspannung erhöhen. Stressabbau in Form von aktiver Entspannung hilft, diesen Teufelskreis frühzeitig zu durchbrechen.

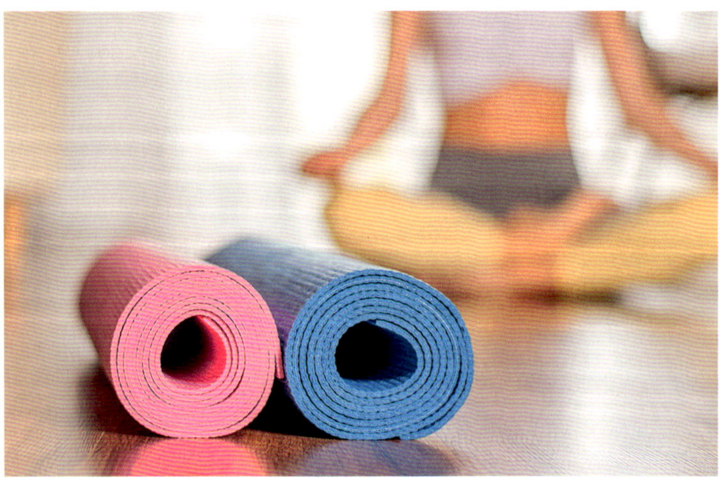

Entspannungspraktiken wie Yoga helfen, den Teufelskreis aus Kratzen und innerer Anspannung zu durchbrechen.

Aktiv entspannen – kein Widerspruch

Verschiedene Techniken helfen uns sehr wirkungsvoll dabei, rasch in den Zustand der Entspannung zu kommen. Dazu gehören beispielsweise fernöstliche Entspannungspraktiken wie Qigong, Tai-Chi oder auch Yoga. Durch Konzentration auf die Atmung, spezielle Übungen und meditative Elemente wird Stress abgebaut und die Balance zwischen Körper, Geist und Seele wiederhergestellt.

Regelmäßiges aktives Entspannen kann nachhaltig zu einem erholten Hautbild beitragen.

Am besten erlernen Sie diese Verfahren im Rahmen eines Kurses. Einige Krankenkassen bieten Lehrgänge an bzw. übernehmen Gebühren zertifizierter Anbieter. Alternativ gibt es auch hier eine Vielzahl an Videoanleitungen im Internet. Selbst Kinder ab ca. drei Jahren können die Techniken spielerisch erlernen.

Um einen idealen Ausgleich zum Alltag zu schaffen, praktiziere ich seit vielen Jahren regelmäßig Yoga. Das Ziel dabei ist, Körper und Geist in Einklang zu bringen. Durch Körper-, Atem- und Meditationsübungen wird die Muskulatur sanft gestärkt und die innere Ruhe wiederhergestellt. Da ich mich gerne in der Natur aufhalte, gehe ich außerdem viel wandern. Es ist erwiesen, dass man dabei glücklicher und zufriedener wird. Frische Luft, die Farben der Natur und Bewegung sind eine wahre Wohltat. Es reichen oftmals schon 20 Minuten am Tag aus, um die Energiereserven aufzutanken, denn durch die körperliche Aktivität im Grünen werden Stresshormone schneller abgebaut und das Nervensystem beruhigt. Bei einem Spaziergang im Wald intensivieren die ätherischen Pflanzenöle der Bäume den Effekt. Das sogenannte Waldbaden hat auch in Studien eine stärkende Wirkung auf die Abwehrkräfte gezeigt.

Waldbaden stärkt unsere Körperabwehr.

Da wir Menschen sehr unterschiedlich sind, wird auch die Wahl der Entspannungsart variieren. Grundsätzlich sollte man eine Entspannungsmethode aussuchen, die einem guttut und bei der man das Gefühl hat, Kraft zu tanken. Hier sind der Fantasie keine Grenzen gesetzt. Sowohl bei Kindern als auch Erwachsenen kann es die Ausübung eines Hobbys wie Basteln, Lesen oder Malen sein, aber auch Musikhören, Kochen, Gärtnern, Wandern oder Handarbeiten.

Nervosität ist übertragbar

Es ist von großer Bedeutung, dass Eltern, deren Kinder an Neurodermitis leiden, bei sich selbst auf innere Ruhe achten. Denn Nervosität kann sich, wie Sie wahrscheinlich selbst schon erlebt haben, auf andere Menschen übertragen. Ein kurzes Innehalten und tiefes Durchatmen wirkt meistens schon Wunder, schafft Abstand zu der stressigen Situation und verhilft zu einem kühlen Kopf.

Bewusste Atmung

Oft ist es schon sehr hilfreich, sich auf die eigene Atmung zu konzentrieren und langsam tief in den Bauch einzuatmen. Durch das Fokussieren werden in diesem Moment andere Sinneswahrnehmungen wie ein kreisendes Gedankenkarussell ausgeblendet. Dies führt dazu, dass sich das Nervensystem beruhigt, der Puls verlangsamt, der Blutdruck sinkt und die Muskulatur entspannt. Nach ein paar Momenten fühlt man sich ruhiger und erfrischt.

In wenigen Momenten erfrischt und ausgeglichen, z. B. mit der 4-4-Bauchatmung.

Die 4-4-Bauchatmung

Setzen Sie sich aufrecht hin und atmen Sie tief ein und aus. Der Bauch wölbt sich bei der Einatmung nach außen, legen Sie dabei eine Hand auf den Bauchnabel.

Zählen Sie nun beim Einatmen bis vier.

Atmen Sie danach auch für vier Sekunden wieder aus. Die Bauchdecke senkt sich dabei nach innen, Richtung Wirbelsäule.

Wiederholen Sie diese Bauchatmung mindestens fünf Mal und bleiben Sie mit der Konzentration beim Atmen und beim Zählen.

Variante: Versuchen Sie, Ihre Ausatmung immer länger werden zu lassen. Das geht wie folgt: Zählen Sie beim Ausatmen statt bis vier nun bis fünf, in der nächsten Runde bis sechs, danach bis sieben und so weiter.

Spüren Sie nach, wie sich Ihr Körper nun anfühlt.

Meditation

Meditation ist eine der besten Entspannungsmethoden, um zur Ruhe und eigenen Mitte zu finden. Man konzentriert sich bei dieser Methode ganz auf seine Gedanken, den Körper und die Gefühle, wodurch eine tiefe Entspannung erzeugt wird.

In besonders stressigen Phasen hilft es mir, regelmäßig zu meditieren. Ich werde dadurch ruhiger und viel gelassener und auch mein Schlaf verbessert sich. Meditieren benötigt etwas Übung, am besten im Rahmen eines Kurses. Alternativ gibt es online zahlreiche kostenlose Videos, geeignet sind auch Angebote von Krankenkassen.

Die Lichtkugel-Meditation

Legen Sie sich bequem auf den Boden, winkeln Sie die Beine an, sodass die Füße auf dem Boden stehen. Schließen Sie die Augen.

Atmen Sie nun gleichmäßig ruhig ein und aus und lassen Sie dabei alle negativen Gedanken ziehen. Stellen Sie sich vor, Sie befinden sich in einem dunklen Raum und eine warme Lichtkugel schwebt über Ihnen.

Atmen Sie noch tiefer ein und aus und stellen Sie sich dabei vor, wie das Licht bei jedem Einatmen mehr und mehr in den Körper fließt. Bündeln Sie gedanklich das Licht unter dem Bauchnabel. Spüren Sie, wie Wärme und positive Energie des Lichts von dort aus allmählich den ganzen Körper durchströmen und Ihnen neue Kraft geschenkt wird.

Wenn Sie sich komplett entspannt und energiegeladen fühlen, lassen Sie die Kugel bei jeder Ausatmung wieder kleiner werden. Dehnen und strecken Sie sich, bevor Sie langsam aus dieser Meditation zurückkommen und die Augen öffnen.

Durch gezielte Anspannung der Muskeln kann eine darauffolgende tiefe ganzheitliche Entspannung erlangt werden.

Progressive Muskelentspannung

Bei dieser Methode werden verschiedene Muskelgruppen nacheinander intensiv angespannt und dann sofort wieder losgelassen. Auf diese Weise lockert sich die Muskulatur nach und nach, was auch zu einer geistigen Beruhigung beiträgt. Das heißt: Die innere Ruhe folgt der äußeren – ein Effekt, der vor allem bei entzündlichen Schüben Erleichterung bringen kann.

Progressive Muskelentspannung im Liegen

Legen Sie sich bequem auf den Boden. Spannen Sie nun gleichzeitig beide Hände, Unter- und Oberarme fest an. Ballen Sie die Hände zu einer Faust und winkeln Sie die Arme leicht an. Halten Sie fünf Sekunden und lassen dann wieder locker. Achten Sie auf das Gefühl im Moment der Entspannung.

Spannen Sie nun alle Muskeln im Gesicht an (Stirn, Augenbrauen, Lippen und Unterkiefer). Halten Sie wieder fünf Sekunden und lassen dann locker. Achten Sie wieder auf das Gefühl im Moment der Entspannung.

Spannen Sie nun die Nackenmuskeln an, indem Sie den Kopf nach vorne Richtung Brust drücken, als wollten Sie ein Doppelkinn machen. Halten Sie fünf Sekunden und lassen dann wieder locker, spüren Sie nach.

Spannen Sie nun die Bauchmuskeln an. Halten Sie erneut fünf Sekunden, dann locker lassen und nachspüren.

Ziehen Sie nun die Schultern in Richtung Ohren nach oben. Fünf Sekunden halten, loslassen und die Entspannung nachfühlen.

Spannen Sie nun die Gesäß- und Oberschenkelmuskeln an, ziehen Sie dazu die Zehen Richtung Gesicht, sodass auch im Unterschenkel eine Spannung entsteht. Und wieder: Fünf Sekunden halten, lösen und nachspüren.

Atmen Sie zum Ende dieser Übung tief durch die Nase ein und den Mund aus.

Spüren Sie, wie die Entspannung sich nun mehr und mehr im Körper ausbreitet.

Berührungen und Massagen

Körperkontakt mit anderen Menschen wie Kuscheln oder Umarmungen sowie das Streicheln von Tieren reduzieren ebenfalls nachweislich Stress. Durch die Berührungen werden Endorphine und das Kuschelhormon Oxytocin freigesetzt.

Glückshormone können durch Körperkontakt aktiviert werden.

Sofern es Ihr Hautzustand zulässt, eignen sich außerdem spezielle Massagen zur Entspannung. Auch bei dieser Art von Berührung schüttet der Körper den Stresskiller Oxytocin aus. Außerdem werden verhärtete Muskelpartien gelockert und die Durchblutung der Haut gefördert.

Tee und Aromatherapie

Er passt eigentlich immer, gerade im stressigen Alltag – ein guter Tee. Es gibt zahlreiche Sorten, die eine beruhigende, stressreduzierende, angstlösende oder auch schlaffördernde Wirkung haben. Hierzu gehören Kräuter wie Melisse, Kamille, Baldrian, Lavendel, Lindenblüten und Passionsblüten. Weißer, grüner und schwarzer Tee haben durch den enthaltenen Pflanzenstoff L-Theanin eine entspannende Wirkung. Lässt man schwarzen Tee mindestens fünf Minuten ziehen, lösen sich die in den Blättern enthaltenen Gerbstoffe, die ebenfalls eine beruhigende Wirkung haben.

Auch Aromaöle wirken ausgleichend und beruhigend auf unser Nervensystem. Bewährt haben sich Bergamotte, Lavendel, Melisse, Sandelholz, Ylang-Ylang, Zedernholz, Orange, Grapefruit, Lavendel, Rosmarin, Ylang-Ylang, Weihrauch oder Rose. Es gibt auch fertige Duftmischungen, die speziell gegen Stress wirken. Für die Anwendung gibt man ein paar Tropfen in eine Öllampe oder einen Diffuser. Auch unterwegs kann man die Öle dabeihaben und der Einfachheit halber ein paar Atemzüge direkt vom Fläschchen nehmen. Ätherische Öle sollten allerdings keinesfalls unverdünnt auf die Haut aufgetragen werden.

Viele Teesorten, wie Lavendel, haben eine beruhigende Wirkung.

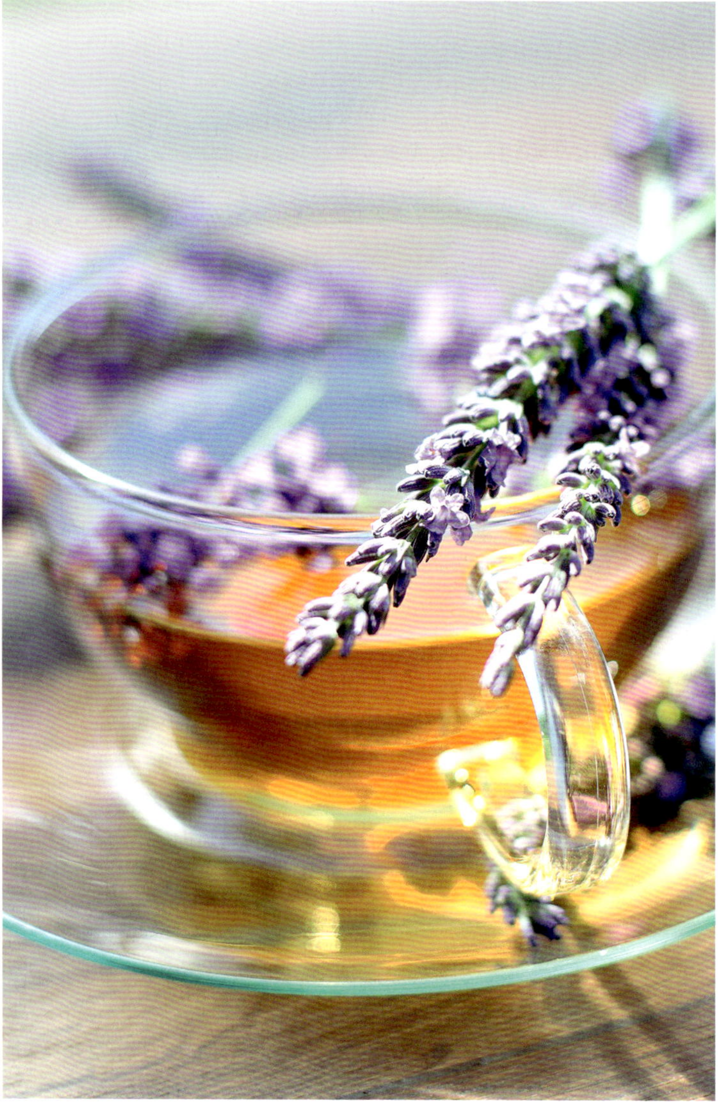

Schlaf reguliert die Zellfunktionen

Ausreichend Schlaf ist lebensnotwendig für unsere körperlichen und geistigen Funktionen und dient der Erholung und Regeneration. Wenn wir gut geschlafen haben, fühlen wir uns am nächsten Morgen ausgeruht, frisch und gestärkt für die Herausforderungen des Tages. Wir sind leistungsfähig, können uns gut konzentrieren und sind weniger anfällig für Krankheiten.

Wenn wir schlafen, ist unser Organismus nicht untätig, denn während dieses Ruhezustandes finden zahlreiche lebenswichtige Prozesse im Körper statt. So werden beispielsweise Hormone gebildet, die für Zellfunktionen, Wachstum oder den Prozess der Wundheilung wichtig sind. Zellen regenerieren sich folglich um ein Vielfaches schneller als am Tag und auch das Immunsystem wird gestärkt.

Ich litt viele Jahre an Schlaflosigkeit und der Zustand meiner Haut verschlimmerte sich in dieser Zeit enorm. Auch mein Immunsystem und meine Leistungsfähigkeit wurden dadurch beeinträchtigt. Mein damaliger Arzt verschrieb mir Schlaftabletten, da weder er noch ich eine andere Lösung sahen. Heute weiß ich jedoch, dass Neurodermitiker viel tun können, um ihre Schlafqualität auch ohne Medikamente nachhaltig zu verbessern.

Die drei Schlafphasen

Der menschliche Schlaf läuft in vier bis fünf Zyklen ab, die jeweils 90 bis 110 Minuten andauern. Wir unterscheiden hier drei Phasen, die wir pro Nacht mehrfach durchlaufen: den Leichtschlaf, den Tiefschlaf und die REM-Phase.

> Der Nachtschlaf durchläuft drei Stufen der Regeneration: Leichtschlaf, Tiefschlaf und REM-Schlafphase.

Sobald es dunkel wird, bildet unser Körper Melatonin, ein wichtiges Hormon, das u. a. als Botenstoff den Tag-Nacht-Rhythmus steuert, uns müde macht und somit beim Einschlafen hilft. Melatonin hat auch antioxidative Eigenschaften. Gleichzeitig sinkt der Spiegel des Hormons Cortisol, das uns am Morgen weckt, für die Bereitstellung von Energie sorgt, uns tagsüber wach hält und unsere Wahrnehmungs- und Reaktionsfähigkeit erhöht. Beide Hormone stehen in einer engen Wechselbeziehung zueinander. Ein erholsamer Schlaf wirkt demzufolge auch direkt negativen Einflüssen eines überhöhten Cortisolspiegels entgegen und kann dadurch entzündlichen Prozessen vorbeugen.

Wachstumshormone unterstützen die Hautregeneration.

In der ersten Phase, dem Leichtschlaf, erschlafft unsere Muskulatur und wir nehmen kaum noch etwas wahr. Während der Tiefschlafphase sinkt der Blutdruck, Herzschlag und Atmung verlangsamen sich und unsere Muskulatur entspannt sich noch weiter. Im Tiefschlaf werden große Mengen des Wachstumshormons Somatotropin gebildet, der Begriff kommt aus dem Griechischen und bedeutet: „den Körper ernährend". Dieses Hormon, auch unter der Bezeichnung Human Growth Hormon (HGH) bekannt, hat unzählige Aufgaben im Körper. Es ist beispielsweise an verschiedenen Stoffwechselfunktionen beteiligt und wichtig für Regenerationsprozesse sowie die Stimulation des Zellwachstums. Dabei unterstützt es alle aufbauenden Vorgänge in unseren inneren Organen, den Knochen und Muskeln sowie der Haut. Auch unser Immunsystem wird im Tiefschlaf aktiviert. Es werden besonders viele immunaktive Stoffe ausgeschüttet, die das körpereigene Abwehrsystem steigern.

Danach kommt der Traumschlaf, auch REM-Schlaf genannt. In dieser Phase träumen wir am längsten und intensivsten und verarbeiten das Erlebte des Tages. REM steht für den englischen Begriff Rapid-Eye-Movement, was übersetzt rasche Augenbewegung bedeutet. Denn in dieser Schlafphase bewegen sich die Augen unter den Lidern sehr schnell hin und her – sie flattern. Anschließend wechseln wir wieder in den Leichtschlaf und ein neuer Schlafzyklus beginnt.

Ausreichender und guter Schlaf sind wichtige Voraussetzungen für unsere Hautgesundheit. Die Dauer einer optimalen Nachtruhe ist vom Alter abhängig und von Mensch zu Mensch unterschiedlich. Im Mittel sind es für einen Erwachsenen sieben bis acht Stunden, bei Schulkindern von sechs bis zwölf Jahren zwischen neun und zwölf Stunden Schlaf. Jugendliche bis 18 Jahren benötigen zwischen acht und zehn Stunden.

Schlafstörungen begegnen

Für Menschen mit einer Hauterkrankung ist Schlaf essenziell zur Erholung und Unterstützung der Heilungsprozesse. Doch gerade diese Personen leiden sehr oft an Schlafstörungen, da der quälende Juckreiz in der Nacht meist stärker ausgeprägt ist als am Tag, wenn man den Fokus auf andere Dinge richten kann. Auch Bettwärme kann das Jucken verstärken. Nicht selten treten diese Beeinträchtigungen sogar in schubfreien Phasen auf.

Neben der Optimierung des Schlafumfeldes sollte es Ihr Ziel sein, den Juckreiz zu reduzieren und Kratzen zu vermeiden.

Schlafrhythmus

Es empfiehlt sich, immer zu einer ähnlichen Zeit ins Bett zu gehen bzw. aufzustehen. So gewöhnt sich der Körper an einen Rhythmus und man entwickelt eine Schlafroutine. Auch am Wochenende oder im Urlaub sollten Sie versuchen, Ihre gewohnten Schlafenszeiten beizubehalten.

Schlafzimmer

Wenn möglich, sollten Sie diesen Raum nicht zum Arbeiten nutzen. Ein voller und unaufgeräumter Schreibtisch erinnert ständig an nicht erledigte Aufgaben und lässt uns nicht abschalten. Der Raum soll als Rückzugsort dienen und sowohl Ruhe als auch Wohlgefühl ausstrahlen.

Auf Teppiche oder Bettvorleger sollte verzichtet werden, da sich in ihnen Staub und Milben fangen können, auf deren Kotpartikel viele Neurodermitiker allergisch reagieren. Vorhänge sollten aus dem gleichen Grund regelmäßig gewaschen werden.

Eine ausreichende Belüftung des Schlafzimmers vor dem Schlafengehen oder während der Nacht sowie regelmäßiges Stoßlüften tagsüber sorgt für besseres Raumklima. Gleichzeitig wird die Bildung von Schimmelpilzen unterbunden, auf die viele Menschen ebenfalls allergisch reagieren.

Zu viel Wärme im Schlafzimmer und im Bett kann Juckreiz verstärken.

Die Raumtemperatur sollte während des Schlafens nicht über 19 Grad Celsius liegen, ein zu warmes Zimmer provoziert Schwitzen und Juckreiz und lässt die Haut zusätzlich austrocknen. Pflanzen, Trockensträuße und Tiere gehören für Neurodermitiker nicht in diesen Raum.

Bett

Eine gute Matratze trägt maßgeblich zu einer besseren Schlafqualität bei und lindert oder verhindert zudem Rückenschmerzen. Aufgrund des höheren Allergiepotenzials wird Neurodermitikern von Rosshaarmatratzen abgeraten. Statt Daunenkissen sollten Sie außerdem waschbare, für Allergiker geeignete Kissen bevorzugen. Insgesamt gilt: Bitte auf Federbetten verzichten, da sie Brutstätten für Hausstaubmilben sein können.

Bett- und Schlafwäsche

Auch eine zu warme oder raue Bettwäsche verstärkt mitunter den Juckreiz, daher sollten Ihre Bett- und Nachttextilien aus leichten und atmungsaktiven Materialien bestehen. Für Kleinkinder gibt es Kratzhandschuhe oder Overalls mit eingearbeiteten Handschuhen, sodass sie sich im Schlaf nicht blutig kratzen können.

Auf parfümierte Wäschedüfte sollten Sie ganz verzichten, da diese die Haut zusätzlich reizen. Es muss nicht zwingend auf Weichspüler verzichtet werden, da eine weiche Wäsche als angenehmer empfunden werden kann. Jedoch sollten Sie beim Kauf darauf achten, dass es sich um ein Spezialprodukt für sensible Haut handelt. Es wird empfohlen, die Bettwäsche einmal wöchentlich zu wechseln und bei mindestens 60 Grad in der Maschine zu waschen.

Bettwäsche sollte einmal wöchentlich gewechselt und bei mindestens 60 Grad gewaschen werden.

Beleuchtung

Damit unser Körper das Schlafhormon Melatonin leichter bildet, sollte eine grelle Beleuchtung in den späten Abendstunden gemieden werden. Selbst auf die Benutzung von Geräten mit LED-Bildschirmen wie Fernseher, Tablets, Laptops, Smartphones oder E-Book-Reader mit beleuchtetem Display sollten Sie verzichten. Das blaue Licht der LED-Beleuchtung nimmt einen negativen Einfluss auf unseren Schlaf, da es aufgrund seiner Wellenlänge die Melatoninproduktion um ein Vielfaches unterdrückt.

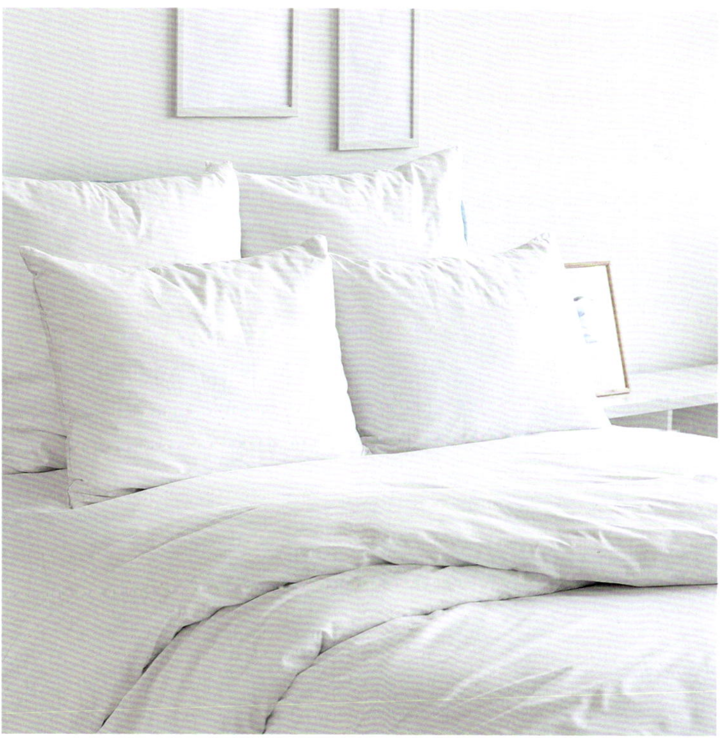

Für Menschen mit einer Hauterkrankung ist ein optimales Schlafumfeld ganz besonders wichtig.

Aktivitäten vor dem Schlafengehen

Bereits vor dem Schlafengehen sollte man zur Ruhe kommen. Daher empfiehlt es sich, unmittelbar vorher von Sport, aufregenden Gesprächen, lauter Musik oder anderen anregenden Tätigkeiten abzusehen.

Mir persönlich hilft es sehr, nach einem langen Tag am Abend warm zu duschen. Die Dusche dient nicht nur der Reinigung, sondern hat durch das warme Wasser auch eine sehr entspannende Wirkung auf Körper und Geist. Durch das Prickeln auf der Haut werden ebenfalls Endorphine gebildet, die ein wohliges Gefühl geben. Abendliches Duschen eignet sich gut als fester Bestandteil der Schlafroutine und kann eine optimale Trennung zwischen Tag und Nacht schaffen. Wichtig ist, dass Sie nicht zu lang und zu warm duschen, um die Haut nicht zusätzlich zu strapazieren.

Essen und Trinken am Abend

Essen kurz vor der Nachtruhe ist nicht ratsam, denn schwere und fettige Speisen können stundenlang im Magen liegen und die Regenerationsprozesse des Körpers erschweren, weil er dann vorrangig mit der Verdauung beschäftigt ist. Bereits ab dem Nachmittag sollten Sie keine koffeinhaltigen Getränke mehr trinken und auch Alkohol meiden, da er sich negativ auf unsere Schlafqualität und nächtliche Hautregeneration auswirkt.

Nächtlicher Juckreiz

Sollten Sie unter nächtlichem Juckreiz leiden, rate ich Ihnen, die betroffenen Stellen zu kühlen. Bei einem stark ausgeprägten Juckreiz können Kühlpads oder feuchte Tücher aus dem Kühlschrank Linderung verschaffen. Außerdem gibt es juckreizstillende Lotionen. Auch wenn es schwerfällt: Auf keinen Fall sollten Sie an den juckenden Hautflächen kratzen. Notfalls hilft ein vorsichtiges Kneifen oder Drücken der betroffenen Stelle, um weitere Verletzungen zu vermeiden.

Die Psyche stärken

Im Volksmund spricht man von der Haut als Spiegel der Seele. Fühlen wir uns über einen längeren Zeitraum nicht gut, überträgt sich dies auf den Körper und somit auch auf unsere Haut. Oder umgekehrt: Leidet der Körper, legt sich dies nicht selten auf die Psyche.

Neurodermitis kann eine große Herausforderung für die Psyche sein. Zum einen stellt der durch den Juckreiz verursachte Schlafmangel auf Dauer eine starke emotionale Belastung dar, zum anderen leiden Betroffene oftmals unter dem äußeren Erscheinungsbild ihrer lädierten Haut. Aus Scham trauen sie sich nicht, diese zu zeigen. Ihr Selbstbewusstsein schwindet und aus Angst vor Ablehnung ziehen sie sich zurück, manchmal bis zur sozialen Isolation. Dies lässt die psychische Widerstandskraft weiter sinken und kann eine neuerliche Verschlechterung des Hautzustandes nach sich ziehen.

Die Psychosomatik beschäftigt sich mit den Wechselwirkungen zwischen Körper und Psyche. Sie untersucht, wie sich psychische Einflüsse auf den Körper auswirken und welchen Einfluss körperliche Erkrankungen wiederum auf unsere Psyche haben. Migräne, Rückenschmerzen, Magen-Darm-Beschwerden oder auch Hauterkrankungen wie Neurodermitis können typische körperliche Beschwerden sein. Sie können aber auch – ohne ernsthafte organische Ursache – psychisch bedingt sein. Diese Beschwerden können beispielsweise durch Depressionen, Ängste oder auch andauernde Stress- oder Konfliktsituationen ausgelöst bzw. verschlimmert werden.

Eine Studie belegt, dass fast jeder dritte Hautkranke unter psychischen Problemen leidet.

Wissenschaftler konnten nachweisen, dass Stress bei Neurodermitikern eine starke immunologische Reaktion erzeugt. Das heißt: Bei ihnen erhöhte sich die Anzahl der weißen Blutkörperchen und Immunbotenstoffe, die auch für die Entzündungen in der Haut verantwortlich sind, intensiv. Diese wissenschaftlichen

Erkenntnisse liefern Erklärungen dafür, warum sich psychische Probleme auch an der Haut bemerkbar machen können.

Für unsere Haut ist es daher von großer Bedeutung, dass wir uns um unsere psychische Gesundheit kümmern. Glücklicherweise gibt es eine Vielzahl an Möglichkeiten, die seelische Widerstandsfähigkeit zu stärken.

Selbstfürsorge

Es ist wichtig, die eigenen Bedürfnisse wahrzunehmen.

Selbstfürsorge ist der erste Schritt zu einer gesunden Haut. Die eigenen Bedürfnisse nicht nur bewusst wahrzunehmen, sondern diese auch in der persönlichen Lebensführung zu berücksichtigen, sind Grundvoraussetzungen für das seelische Wohlbefinden und folglich auch für die Hautgesundheit. Es ist wichtig, fürsorglich und liebevoll mit sich umzugehen, sich vor negativen Belastungen zu schützen und dafür zu sorgen, dass es einem gut geht.

Oftmals sind wir im Alltag von vielerlei Eindrücken und Aufgaben abgelenkt, sodass wir unsere eigenen Bedürfnisse gar nicht wahrnehmen. Neigt man dazu, sie zu ignorieren, sollte man es sich zur Gewohnheit machen, mindestens einmal täglich innezuhalten, in sich hineinzuhören und zu fragen: „Geht es mir gerade gut?“ oder „Was kann ich tun, um einen positiven Einfluss auf diese Situation zu nehmen?“. Mitunter hilft es schon, wenn Sie sich kurze Auszeiten gönnen und bewusst Zeit für sich und die Dinge nehmen, die Ihnen Spaß bereiten, um dann mit neuer Energie wieder durchzustarten.

Selbstwertgefühl und Selbstvertrauen

Ein starkes Selbstwertgefühl und Selbstvertrauen sind ebenfalls von großer Bedeutung für eine gesunde Psyche. Basis dafür sind eine positive Einstellung zu sich selbst und das Vertrauen darin, dass man seine Ziele erreichen wird.

Der Grundstein für ein gutes Selbstbewusstsein wird in den ersten Lebensjahren gelegt. Doch auch im Erwachsenenalter können wir noch daran arbeiten. Dabei ist es wichtig, die Aufmerksamkeit nicht auf Schwächen zu lenken. Destruktive Eigenanalysen, Glaubenssätze wie „Das kann ich nicht" oder Vergleiche mit anderen Menschen sollte man vermeiden. Wenn Sie merken, dass Sie vermehrt zu negativer Selbstkritik neigen, hilft es, die Situation in Ruhe zu analysieren. Man sollte sich dabei immer auf seine Stärken konzentrieren und sich erlauben, Fehler zu machen. Dazu gehört auch, Gelassenheit zu lernen.

Selbstreflexion ist eine Voraussetzung für das seelische Wohlbefinden und folglich auch für die Hautgesundheit.

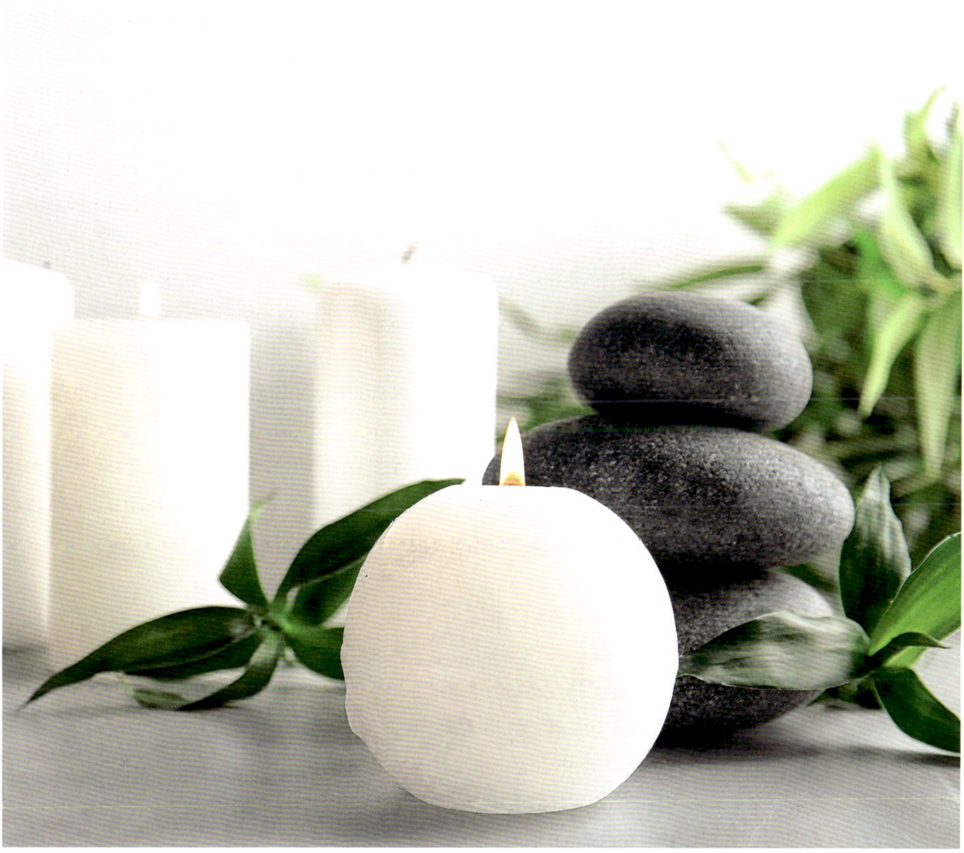

Optimismus

Eine zuversichtliche Einstellung erleichtert das Leben.

Unsere Gedanken und Einstellungen zu den Dingen haben einen großen Einfluss auf unser Wohlbefinden. Und klar ist: Eine negative Grundhaltung erschwert den Alltag, deshalb sollte ihr kein Raum gegeben werden. Es wird immer Situationen geben, die uns vor größere Herausforderungen stellen oder das Gefühl aufkommen lassen, dass es nicht weitergeht. Auf jede schwere Zeit folgen erfahrungsgemäß jedoch auch wieder bessere Tage.

Wenn Sie eine Phase durchleben, die Sie psychisch belastet, ist es daher wichtig, wie Sie damit umgehen. Vielen Umständen, selbst wenn sie noch so aussichtslos erscheinen, kann man positive Aspekte abgewinnen, sobald man sie sachlich reflektiert. Es empfiehlt sich daher beispielsweise, die Perspektive zu wechseln und zu überlegen, was man anderen Menschen raten würde.

Ich habe vor langer Zeit für mich entschieden, Negatives aus meinem Leben zu verbannen, sofern ich es beeinflussen kann. So reduzierte ich beispielsweise meinen Umgang mit ewigen Schwarzsehern und versuche, bei Problemen bewusst zuversichtlich und lösungsorientiert zu denken. Zudem konzentriere ich mich auf das Wesentliche. Das ist nicht immer einfach. Wenn man jedoch genaue Vorstellungen davon hat, was einem guttut und wie man sein Leben vorteilhaft gestalten kann, ist der Grundstein gelegt. Dann gilt es nur noch, sich daran zu orientieren. Probleme, sogar die mit der Haut, lassen sich bewältigen, indem man sie angeht.

Probleme lassen sich bewältigen, indem man sie in Angriff nimmt.

Soziale Bindungen

Der Mensch ist ein soziales Wesen und zwischenmenschliche Beziehungen haben einen großen Einfluss auf unser seelisches Wohlbefinden und unsere Gesundheit. Einsamkeit oder ein Mangel an sozialen Bindungen können auf Dauer krank machen und sich negativ auf unseren Hautzustand auswirken.

Dabei kommt es nicht auf die Menge der Menschen an, mit denen wir uns umgeben, sondern auf die Qualität der Bindungen. Gute Beziehungen, sei es mit der Familie, Freunden, Kollegen oder Nachbarn, steigern unsere Glücksgefühle und können uns in schwierigen Zeiten Unterstützung bieten. Daher ist es wichtig, soziale Kontakte zu pflegen und die Nähe zu Menschen zu suchen, mit denen man Spaß hat und die unser Leben bereichern.

Schlusswort

Viele Leserinnen und Leser werden sich nun sicherlich fragen, wie lange es dauert, bis die ergriffenen Maßnahmen erste Erfolge zeigen und sich ihr Hautzustand bessert. Da jeder Mensch eine andere Ausgangssituation und einen unterschiedlichen Schweregrad der Erkrankung aufweist, lässt sich diese Frage nicht pauschal beantworten.

Generell braucht es eine ganze Weile, bis sich Entzündungen im Körper reduzieren und die Haut heilt. Geben Sie sich diese Zeit und bleiben Sie konsequent. Wie bei den meisten Veränderungen im Leben gilt es, seine Bequemlichkeit zu überwinden und schrittweise neue Verhaltensmuster in den Alltag zu integrieren. Das ist nicht kompliziert, doch man benötigt – vor allem zu Beginn – Disziplin und die Überzeugung, dass jede Umstellung ein Schritt in Richtung Linderung der Beschwerden ist.

Wenn Ihnen das gelingt, können Sie schon nach einem Monat erste Verbesserungen Ihrer Hautgesundheit feststellen, spätestens jedoch nach einem Vierteljahr. Haben Sie Geduld, selbst wenn es länger dauert. Ich verspreche Ihnen, es lohnt sich!

ANHANG

Adressen und Links

Deutscher Allergie- und Asthmabund e.V.
An der Eickesmühle 15–19
41238 Mönchengladbach
info@daab.de
www.daab.de

Deutsche Haut- und Allergiehilfe e.V.
Heilsbachstr. 32
53123 Bonn
info@dha-allergien.de
www.dha-allergien.de

Deutscher Neurodermitis Bund e. V.
Baumkamp 18
22299 Hamburg
info@neurodermitis-bund.de
www.neurodermitis-bund.de

Bundesverband Neurodermitis e.V. (BVN)
Umwelt, Haut, Allergie
Heerstraße 189–191
56154 Boppard
info@neurodermitis.net
www.neurodermitis.net

Allergieinformationsdienst
Helmholtz Zentrum München
Deutsches Forschungszentrum für
Gesundheit und Umwelt
Ingolstädter Landstraße 1
85764 Neuherberg
info@allergieinformationsdienst.de
www.allergieinformationsdienst.de

AGNES e.V.
Arbeitsgemeinschaft Nerodermitis-
schulung e.V.
Postfach 61 01 65
30601 Hannover
01520 4029 489
info@neurodermitisschulung.de
www.neurodermitisschulung.de

Quellenverzeichnis

Alegría-Torres J., Baccarelli A., Valentina B.: Epigenetics and lifestyle. In: Epigenomics 2011; 3(3): 267-277

Alvehus M. et al.: The human visceral fat depot has a unique inflammatory profile. In: Obesity 2010; 18(5):879-883

Aragno M., Mastrocola R.: Dietary sugars and endogenous formation of advanced glycation endproducts: emerging mechanisms of disease. In: Nutrients 2017; 9(4):385

Dalgard F. J. et al.: The psychological burden of skin diseases: a cross-sectional multicenter study among dermatological out-patients in 13 European countries. In: The Journal of Investigative Dermatology 2015; 135(4):984-991

GBD 2017 Diet Collaborators: Health effects of dietary risks in 195 countries, 1990-2017: a systematic analysis for the Global Burden of Disease Study 2017. In: The Lancet, 2019; 393(10184):1958-1972

https://cordis.europa.eu/article/id/122584-farms-found-to-be-right-environment-to-strengthen-childrens-immune-systems/de

https://eur-lex.europa.eu/LexUriServ/LexUriServ.do?uri=OJ:L:2011:304:0018:0063:DE:PDF

https://news.harvard.edu/gazette/story/2019/05/beth-israel-researchers-uncover-anti-cancer-drug-mechanism-in-broccoli

https://www.aerzteblatt.de

https://www.allergieinformationsdienst.de

https://www.dha-allergien.de/news/30112012.html

https://www.dha-neurodermitis.de

https://www.dha-neurodermitis-therapie.de

https://www.euro.who.int/__data/assets/pdf_file/0008/114101/E84683.pdf

https://www.gelbe-liste.de/krankheiten/neurodermitis

https://www.health.harvard.edu/heart-health/the-sweet-danger-of-sugar

https://www.mein-allergie-portal.com/neurodermitis/537-neurodermitis-bei-erwachsenen-sind-nahrungsmittel-ein-triggerfaktor.html

https://www.neurodermitis-bund.de

ttps://www.spektrum.de

https://www.allergieinformationsdienst.de/krankheitsbilder/neurodermitis/verbreitung.html

https://www.who.int/news-room/fact-sheets/detail/healthy-diet

https://www.who.int/nutrition/topics/5_population_nutrient/en/index13.html

Iikura Y. et al.: Study of liver function in infants with atopic dermatitis using the 13C-methacetin breath test. In: International Archives of Allergy and Immunology 1995; Vol. 107, No. 1-3

Institute of Medicine: Seafood choices: balancing benefits and risks. Washington, DC: The National Academies Press 2007; https://doi.org/10.17226/11762

Irigaray P. et al.: Lifestyle-related factors and environmental agents causing cancer: an overview. In: Biomedicine & Pharmacotherapy 2007; 61(10): 640-658

Kelley D. S., Adkins Y., Laugero K. D.: A Review of the Health Benefits of Cherries. In: Nutrients 2018; 10(3):368

Michalsen A., Li C.: Fasting therapy for treating and preventing disease – current state of evidence. In: Forschende Komplementärmedizin/Research in Complementary Medicine 2013; 20(6):444-453

Nosrati A. et al.: Dietary modifications in atopic dermatitis: patient-reported outcomes. In: The Journal of Dermatological Treatment 2017; 28(6): 523-538

Ong J. C. et al.: A randomized controlled trial of mindfulness meditation for chronic insomnia. In: Sleep 2014; 37(9):1553-1563.

Pender J. et al.: Establishment of the intestinal microbiota and its role for atopic dermatitis in early childhood. In: The Journal of Allergy and Clinical Immunology 2013; 132(3):601-607e8

Qinghui M. et al.: Leaky Gut as a danger signal for autoimmune diseases. In: Frontiers in Immunology 2017; 8:598

Ramirez F. D. et al.: Association of atopic dermatitis with sleep quality in children. In: Jama Pediatrics 2019; 173(5):e190025

Satokari R.: High intake of sugar and the balance between pro- and anti-inflammatory gut bacteria. In: Nutrients 2020; 12(5):1348

Schnohr P. et al.: Various leisure-time physical activities associated with widely divergent life expectancies: the copenhagen city heart study. In: Mayo Clin Proceedings 2018; 93(12): 1775-1785

Singh P. N., Sabaté J., Fraser G. E.: Does low meat consumption increase life expectancy in humans? In: The American Journal of Clinical Nutrition 2003; 78(3 Suppl.):526S-532S

Tanaka M., Nakayama J.: Development of the gut microbiota in infancy and its impact on health in later life. In: Allergology International 2017; 66(4):515-522

Wang H. J., Zakhari S., Jung M. K.: Alcohol, inflammation, and gut-liver-brain interactions in tissue damage and disease development. In: World Journal of Gastroenterology 2010; 16(11):1304-1313

Weinhold B.: Epigenetics: The Science of Change. In: Environmental Health Perspectives 2006; 114(3): A160-A167

Wilhelmi de Toledo F. et al.: Fasting therapy, an expert panel update of the 2002 consensus guidelines. In: Forschende Komplementärmedizin/ Research in Complementary Medicine 2013; 20(6):434-443

Yang G., Liu Z.-Q., Yang P.-C.: Treatment of allergic rhinitis with probiotics: an alternative approach. In: North American Journal of Medical Sciences 2013; 5(8):465-468

Yanping L. et al.: Impact of Healthy Lifestyle Factors on Life Expectancies in the US Population. In: Circulation 2018; 138:345-355

Zander N. et al.: Atopic dermatitis shows significant cutaneous comorbidity: results from large-scale investigations in the working population. In: Journal of the European Academy of Derrmatology and Venerology 2020; 34(1):135-141

Register

Pflanzliche Kraftpakete für die Gesundheit

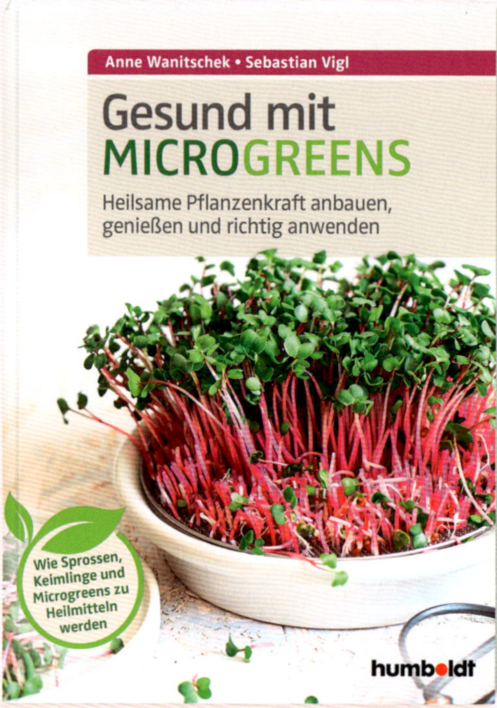

- Microgreens besitzen bis zu 40 Mal mehr Vitalstoffe als die ausgewachsene Pflanze
- 29 Microgreens im Porträt: ganz einfach zu Hause anbauen, zur Stärkung und bei Krankheiten und Beschwerden einsetzen
- Die Autor*innen haben alle relevanten wissenschaftlichen Studien über Microgreens ausgewertet

Anne Wanitschek/Sebastian Vigl

Gesund mit Microgreens

160 Seiten, Softcover
15,5 x 21,0 cm
ISBN 978-3-8426-2974-5
€ 19,99 (D) / € 20,60 (A)

Der Ratgeber ist auch als eBook erhältlich.

humboldt
...bringt es auf den Punkt.

Bibliografische Information der Deutschen Nationalbibliothek
Die Deutsche Nationalbibliothek verzeichnet diese Publikation in der deutschen Nationalbibliografie; detaillierte bibliografische Daten sind im Internet über http://dnb.ddb.de/ abrufbar.

ISBN 978-3-8426-2996-7 (Print)
ISBN 978-3-8426-2997-4 (PDF)
ISBN 978-3-8426-2998-1 (EPUB)

Abbildungen:
Titelmotiv: Shutterstock / Subbotina Anna, Kittichai
Stock.adobe.com: Sergey: 6/7; bilderzwerg: 9; bit24: 31; sveta_zarzamora: 35; Vladislav Nosik: 38; valya82: 44; Maryna Osadcha: 49; nadianb: 52; KMNPhoto: 58; Natalia Klenova: 63; almaje: 70; irinagrigorii: 77; juliamikhaylova: 81; petrrgoskov: 86; Vaaseenaa: 89; JPC-PROD: 96; GreenArt: 101; tstock: 102; pavkis: 107; Dmytro Flisak: 110; Lumixera: 16; Vera: 121; New Africa. 125;
iStockphoto.com: Barks_japan: 12
Shutterstock: Kittichai: 26

Originalausgabe

Die Ratgebermarke der Schlüterschen Verlagsgesellschaft mbH & Co. KG
Hans-Böckler-Allee 7, 30173 Hannover
www.humboldt.de
www.schluetersche.de

Aus Gründen der besseren Lesbarkeit wurde in diesem Buch die männliche Form gewählt, nichtsdestoweniger beziehen sich Personenbezeichnungen gleichermaßen auf Angehörige des männlichen und weiblichen Geschlechts sowie auf Menschen, die sich keinem Geschlecht zugehörig fühlen.
Autorin und Verlag haben dieses Buch sorgfältig erstellt und geprüft. Für eventuelle Fehler kann dennoch keine Gewähr übernommen werden. Weder Autorin noch Verlag können für eventuelle Nachteile oder Schäden, die aus in diesem Buch vorgestellten Erfahrungen, Meinungen, Studien, Therapien, Medikamenten, Methoden und praktischen Hinweisen resultieren, eine Haftung übernehmen. Insgesamt bieten alle vorgestellten Inhalte und Anregungen keinen Ersatz für eine medizinische Beratung, Betreuung und Behandlung.
Etwaige geschützte Warennamen (Warenzeichen) werden nicht besonders kenntlich gemacht. Daraus kann nicht geschlossen werden, dass es sich um freie Warennamen handelt.

Lektorat: Pepe Peschel, pepe die redaktion für gesundheit & medizin, München
Layout: Groothuis, Lohfert, Consorten, Hamburg
Covergestaltung: Zero, München
Satz: Die Feder, Konzeption vor dem Druck GmbH, Wetzlar
Druck und Bindung: Gutenberg Beuys Feindruckerei GmbH, Langenhagen